# CONSIDÉRATIONS

SUR

# L'ŒIL EN ANTHROPOLOGIE

ŒIL ANTHROPOLOGIQUE. — APERÇU GÉNÉRAL

PAR

## Paul FRŒHLICHER

Docteur en médecine

ANCIEN INTERNE DE L'HOPITAL CIVIL D'ORAN

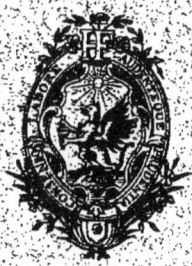

MONTPELLIER

IMPRIMERIE CENTRALE DU MIDI

(Hamelin Frères)

1893

# CONSIDÉRATIONS

SUR

# L'ŒIL EN ANTHROPOLOGIE

———

## ŒIL ANTHROPOLOGIQUE. — APERÇU GÉNÉRAL

PAR

Paul FRŒHLICHER

Docteur en médecine

ANCIEN INTERNE DE L'HOPITAL CIVIL D'ORAN

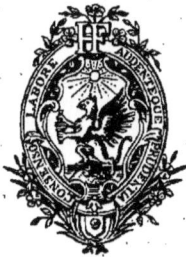

MONTPELLIER

IMPRIMERIE CENTRALE DU MIDI

(Hamelin Frères)

———

1893

# A MES PARENTS

## A MON PRÉSIDENT DE THÈSE

# MONSIEUR LE PROFESSEUR TRUC

# A MES MAITRES

# A MES AMIS

P. FROEHLICHER.

contraire, qu'il pourra être utile à ceux qui se livrent à l'étude
de l'œil, de sa constitution anatomique, de ses fonctions et de
sa pathologie. Nous ne voulons pas insister sur le côté pure-
ment scientifique, et sur les considérations d'esthétique que
nous aurons peut-être l'occasion d'aborder dans nos chapitres.

Nous désirons simplement attirer l'attention sur l'importance que les études anthropologiques peuvent avoir en médecine. En effet, la science anthropologique complète souvent, à notre avis, la science médicale. Elle lui montre
combien est fausse cette idée, malheureusement encore trop
en cours, « que tous les hommes sont semblables, qu'il n'y
a qu'un type d'anatomie humaine et que ses variations
individuelles sont nulles, insignifiantes et sans intérêt. » Les
trois grandes parties de la science médicale : anatomie, phy-
siologie, pathologie, ont d'étroits rapports ; et l'on doit supposer à *priori* que, si la conformation d'un organe se trouve
modifiée dans un ou plusieurs de ses éléments chez un individu, bien souvent la fonction correspondante sera modifiée
elle-même. Il en résultera une pathologie spéciale pour les
différents modes constitutifs de l'organe étudié. C'est ce que
nous observerons sur l'œil. Suivant les individus que nous
considérerons, nous le trouverons plus ou moins dissemblable du type normal et habituel que décrit l'anatomie, et il
n'est pas douteux que l'ophtalmologiste tirera quelque utilité
de la connaissance de ces différents types.

Adressons-nous maintenant aux autres parties de la médecine et nous voyons que la thérapeutique et l'hygiène peuvent, elles aussi, trouver quelque profit dans cette étude,

puisque, suivant la forme des yeux, les interventions médicales et chirurgicales devront être changées, les maladies devront nécessiter des soins spéciaux et faire songer à des moyens prophylactiques particuliers.

Quant à la médecine légale, il est à peine besoin d'insister sur l'importance considérable que présente pour elle la recherche de toutes les particularités des yeux. Ne trouve-t-elle pas souvent des indices précieux dans l'examen de la coloration de l'iris, du rapport de cette coloration avec celles des cheveux, de la forme des orbites, etc., pour la reconstitution de l'identité d'un sujet?

C'est en raison de ces considérations que nous avons pris l'initiative de ce travail. Nous nous hâtons de dire que nous n'avons aucune prétention d'émettre des idées originales. Comme nous l'indiquons au début de cette introduction, nous nous sommes adressé aux travaux que des savants plus autorisés ont publiés sur cette matière, et nous avons essayé de les grouper, de les coordonner, pour en faire une sorte de monographie, facile à consulter au besoin, une revue générale, comprenant toutes les connaissances que l'anthropologie possède actuellement sur l'œil, tous les renseignements qu'elle peut fournir utilement à l'anatomiste et au médecin sur cet organe.

L'œuvre que nous avons entreprise, nous le reconnaissons, est très vaste. Aussi serons-nous obligé d'écourter bien des sujets, intéressants, il est vrai, au point de vue anthropologique pur, mais n'ayant que des rapports trop éloignés avec la médecine. Nous sentons que bien des points de la question sont insuffisamment traités, que bien des lacunes subsistent. Mais les moyens d'investigation dont nous disposons aujourd'hui ne nous permettent point de les combler ; et nous nous voyons forcé de nous associer à la conclusion de l'article ŒIL de M. Fauvelle, dans le *Dictionnaire des sciences anthropologiques* : « L'étude anthropologique des yeux laisse encore beaucoup à désirer. »

Nous espérons cependant que, grâce aux recherches constantes des savants, aux renseignements apportés par les explorateurs, des documents nouveaux se joindront aux anciens, et les détails encore trop restreints fournis par l'état actuel de la science se compléteront.

Qu'il nous soit permis, en terminant, de remercier M. le professeur Truc pour le grand honneur qu'il nous fait en acceptant la présidence de notre thèse. Nous lui gardons une vive reconnaissance pour les conseils qu'il nous a donnés dans le cours de ce travail et les renseignements si pratiques que nous avons recueillis dans son service de clinique d'ophtalmologie.

Nous ne voulons pas quitter la Faculté de Montpellier sans adresser également nos remerciements à tous les professeurs qui ont contribué à notre éducation médicale.

Enfin, nous disons un merci affectueux à nos amis les docteurs Louis Fuster et G. Montseret, qui ont bien voulu nous aider dans nos recherches, et en général à tous ceux qui ont porté quelque intérêt à nos études.

Notre plan sera le suivant :

Après avoir donné un aperçu général des races humaines et des peuples qui ont primitivement habité notre pays, et fait l'historique rapide de notre sujet, nous traiterons d'abord des points de l'orbite intéressant l'anthropologie ; puis, dans un troisième chapitre, nous étudierons la forme extérieure des yeux, les paupières et la fente palpébrale. Nous continuerons par l'examen du globe oculaire et des parties qui le composent; nous nous étendrons spécialement sur l'iris, sa coloration, les aspects différents qu'il peut présenter. Enfin, après avoir examiné quelques particularités de la réfraction et de la pathologie oculaire, nous résumerons l'ensemble de notre travail.

# CONSIDÉRATIONS

SUR

# L'ŒIL EN ANTHROPOLOGIE

## ŒIL ANTHROPOLOGIQUE. — APERÇU GÉNÉRAL

## CHAPITRE PREMIER

### APERÇU GÉNÉRAL ET HISTORIQUE

Les classifications des races humaines proposées par les anthropologistes sont nombreuses. Les caractères sur lesquels elles sont basées sont variables, et leur systématisation est impossible. Aussi toutes les classifications diffèrent-elles entre elles. Nous ne nous arrêterons pas à les discuter toutes, nous contentant d'exposer brièvement celle adoptée par M. Topinard, suffisante pour donner au lecteur les notions nécessaires pour la compréhension de notre étude.

On peut admettre l'existence de trois grandes catégories de races : les races blanches, les races jaunes et les races noires.

Les races blanches comprennent les Anglo-Scandinaves, les Finnois, les Méditerranéens, les Sémites, les Égyptiens, les Lapons, les Ligures, les Celto-Slaves.

Dans les races jaunes, rentrent les Esquimaux, les Tehuelches, les Polynésiens, les Peaux-Rouges, la race jaune d'Asie, les Guaranis, les Péruviens. Enfin, les races noires comprennent les Australiens, les Boshimans, les Mélanésiens typiques, les nègres d'Afrique en général, les Tasmaniens et les Négritos.

Toutes ces races présentent entre elles des différences notables, tirées de la forme et de l'implantation de leurs cheveux, de l'indice céphalique, de la couleur, de la taille, des arcades sourcilières, de la racine du nez et de la forme des yeux, en général. Nous croyons inutile d'étudier séparément tous ces caractères, qui ne rentrent pas dans le cadre de notre travail. Qu'il nous suffise d'avoir précisé la séparation des trois grandes races du globe, nous verrons dans la suite en quoi ces races diffèrent par les yeux.

Nous aurons, sur quelques points, l'occasion d'insister sur les caractères propres aux Français. Aussi pensons-nous qu'il est nécessaire de donner ici la distribution ethnique de notre pays.

Sans décrire les types qui ont peuplé la France aux âges très reculés, nous allons passer en revue les populations plus récentes qui sont venues successivement s'y implanter.

Les Ibères et les Ligures, regardés comme étant de même race, sont mentionnés comme les plus anciens peuples de l'Europe occidentale. La race ibérienne s'étendit principalement en Espagne et dans la partie nord-ouest de la Gaule, occupa les îles Baléares, la Corse et la Sardaigne, et aurait même envoyé des colonies en Gaule, en Grande-Bretagne et en Sicile. En France, elle aurait occupé tout le pays au nord de la chaîne des Pyrénées, de la Méditerranée à l'Océan Atlan-

tique ; à l'est, elle s'arrêtait au Rhône, qui la séparait des populations liguriennes. L'arrivée successive des Ligures, des
Celtes, des Galates, a restreint son domaine et altéré, par
les mélanges, son type ethnique. A l'époque de la conquête
romaine, les Ibères ne comprenaient plus qu'une partie du
triangle compris entre les Pyrénées, la Garonne et la côte
du golfe de Gascogne ; ce qui constitua l'Aquitaine. Les Basques ou Vascons seraient les plus purs représentants de cette
race.

Les Ligures occupaient le sud-est de la Gaule et le nord-
ouest de l'Italie. Ils régnaient sur les deux versants des Alpes, la haute vallée du Pô, et descendirent jusqu'en Tos-
cane. En France, ils se répandirent dans la Provence, dans
les vallées de la Durance et de l'Isère. Mêlés aux Ibères, ils
constituèrent les Ibéro-Ligures. Au nord, ils auraient colo-
nisé le sud-ouest de la Grande-Bretagne et les îles Oestrym-
nides (Sorlingues) ; au sud, la Corse.

Refoulés en partie par les Grecs de Marseille et les Celtes,
ils se cantonnèrent dans les chaînes de montagnes placées entre le Rhône et les Alpes, et quelques-uns se mélangèrent aux
Celtes, constituant les Celto-Ligures.

Les Celtes occupaient l'Armorique, la Suisse, la haute vallée du Rhin et du Danube, les Iles Britanniques et les Cassi-
térides. Chassés par de nouveaux envahisseurs, les Celtes
continuèrent à occuper le centre de la Gaule et l'Helvétie. Le
type celtique est celui qui prédomine en France. Broca a
établi les caractères anthropologiques des Celtes : ils étaient
et sont de taille moyenne, aux cheveux noirs ou bruns, aux
yeux foncés, au teint brun. C'est encore le type de la majeure
partie des habitants de l'Allemagne du Sud, de l'Autriche, de
presque toutes les populations slaves du Danube.

Les Germains (Galates, Galli, Belges ou Kymris) avaient
conquis sur les Celtes tout le territoire situé au nord de la

Seine et de la Marne. Ils étaient grands, avaient des yeux clairs, des cheveux blonds. Ces peuples, appelés, suivant les époques, Galates, Belges, Cimbres, Germains, Franks, Burgondions, Saxons, Northmans, se répandirent plus ou moins et successivement dans le sud-ouest de la Gaule, dans le sud de l'Allemagne, l'Italie du Nord, le Languedoc, l'Armorique et la Grande-Bretagne (où leur taille élevée les distingue des anciennes populations celtiques), la Septimanie, la Bourgogne, les côtes de la mer du Nord, du Pas-de-Calais et de la Manche, la Neustrie.

Ajoutons quelques autres races, dont l'influence a été très limitée : les Sarrasins, dans le Roussillon, le Languedoc et le Béarn ; les Juifs, les Grecs, les Romains, les Slaves, en Vendée ; quelques Tziganes, et nous connaîtrons les principaux éléments qui ont contribué à former la nation française.

L'œil, dès le début de la constitution de la science anthropologique, avait appelé l'attention des savants par l'importance qu'il pouvait avoir pour aider à classer les races. Blumenbach fait intervenir l'intervalle orbitaire, la forme de l'ouverture palpébrale, la position des yeux, au milieu des autres caractères qu'il cite pour établir sa classification. Lacépède parle de l'obliquité des yeux des Chinois.

Desmoulins commence à entrevoir l'importance de la coloration des yeux, et s'en sert comme d'un bon caractère ajouté aux autres pour édifier sa classification. Geoffroy Saint-Hilaire admet comme un des quatre caractères distinctifs des races la forme des yeux. De Quatrefages, qui divise la souche humaine en trois troncs : blanc ou caucasique, jaune ou mongolique, nègre ou éthiopique, s'adresse aussi à la coloration et à la forme des yeux pour diviser ces trois troncs en rameaux accessoires. Huxley en fait de même, et nous verrons combien de fois nous aurons l'occasion de citer le nom de Topinard, pour n'avoir pas besoin d'ajouter que cet auteur a consacré bien des travaux à l'étude de l'œil, témoignant ainsi de l'importance qu'il accorde à l'examen de cet organe, en anthropologie.

En somme, plus les connaissances de l'anthropologie s'accroissent, plus les auteurs se mettent à préciser les caractères différentiels de l'œil dans les races. L'orbite est mesurée, examinée dans toutes ses positions, dans les travaux de Flower, de Broca, de Mantegazza, de Ranke. On se préoccupe de chercher les rapports qui existent entre la forme de l'orbite et le globe oculaire, et Sormani, Amadei, Stilling, font sur ce sujet leurs intéressantes études. Il serait fastidieux de relater les noms de tous ceux qui ont parlé des paupières, de l'iris, de sa coloration ; nous trouverons leurs noms cités dans les chapitres que nous consacrons à ces questions.

Quant à la réfraction et à la pathologie, ce sont surtout les ophtalmologistes qui nous ont fourni des renseignements sur leurs rapports avec l'anthropologie ; les données peu nombreuses que nous possédons sont d'ailleurs presque toutes assez récentes, puisque les travaux de Chibret sur le trachôme et ceux de Nimier sur la myopie remontent à 1890 et à 1892.

# CHAPITRE II

—

## DE L'ORBITE

—

Nous avons pensé qu'il était préférable de commencer cette revue par l'examen de l'orbite, qui constitue le squelette dans lequel l'œil est tout entier contenu, et dont les variations de structure et de conformation peuvent produire des modifications dans l'aspect et la forme de l'organe lui-même.

L'orbite est une des zones les plus caractéristiques de la face. Sa position, sa forme, ses dimensions ne sont pas identiques, si on l'examine chez les races différentes, et même chez les individus qui les composent.

Les anatomistes ont remarqué depuis longtemps déjà l'asymétrie réelle et fréquente qui existe entre les diverses parties du squelette humain, si l'on compare les os correspondants de chaque partie de notre corps, et l'on sait combien dissemblable souvent est une moitié du crâne de l'autre moitié.

A la face, cette asymétrie est, pour ainsi dire, constante et plus ou moins prononcée. « Il semble, dit M. Topinard, que l'auteur des choses ait fabriqué les deux moitiés de la face à part et qu'en les rapprochant il les ait mal appliquées : toujours un des côtés se relève. » D'après les travaux publiés par Régalia, il résulterait que l'orbite n'échappe pas à cette loi d'asymétrie générale, et que, dans la plupart des cas, les deux orbites occupent dans la face des hauteurs inégales. C'est surtout au niveau du bord inférieur que cette différence est bien appréciable.

Si l'on détermine le plan méridien vertical du crâne, une ligne perpendiculaire à ce plan et tangente au bord inférieur d'une des orbites sera rarement tangente aussi au bord similaire de l'autre orbite. Si, ensuite, on compare les mensurations obtenues, on voit que dans la majorité des cas c'est l'orbite droite qui occupe une position inférieure par rapport à la gauche.

Régalia a pratiqué des recherches sur 153 crânes qui provenaient d'individus de races et d'âges divers. Sur ces 153 crânes, il en a trouvé 10 dont les orbites occupaient des niveaux égaux. Il y en avait 43 dont l'orbite droite était située plus haut que la gauche, et 100 dont l'orbite gauche occupait la position inverse. La distance moyenne qui existe entre les hauteurs des deux orbites est de $0^{mm}8651$ dans les cas où l'orbite droite est placée plus haut et de $1^{mm}4715$ dans les cas contraires. La plus grande différence trouvée par Régalia était de 4 millimètres, et c'était au profit de l'orbite gauche, laquelle se trouvait située plus haut que la droite.

On peut admettre que cette anomalie existe absolument chez toutes les races, et dans chaque sexe, et il est probable que, si les mensurations étaient possibles sur le crâne du fœtus, on en trouverait quelques vestiges. Malheureusement les différences, vu le petit volume du crâne, sont trop peu appréciables, et d'ailleurs les préparations de ces crânes encore mal ossifiés provoquent, par les manipulations et la dessiccation, des changements tels dans la disposition des os, que les moyens de vérification précise ne seraient plus réalisables. Ce sont les Chinois qui auraient l'asymétrie orbitaire la plus fréquente et la plus prononcée.

**Nous ne nous arrêterons pas davantage sur cette particu-**

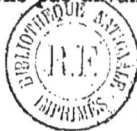

larité, qui présente d'ailleurs une importance relative. L'orbite fournit d'autres sujets plus intéressants à étudier, au point de vue de sa disposition et de ses rapports avec les autres parties de la boîte crânienne.

Sous le nom d'angle naso-malaire, M. Flower a cherché à donner une mesure de l'obliquité de l'orbite sur le plan méridien vertical du crâne. Si l'on considère la face, on se rend compte immédiatement que le bord orbitaire externe est porté en arrière du bord interne. Deux lignes, partant chacune d'un côté de la racine du nez et rejoignant les apophyses orbitaires externes, constituent l'angle décrit par M. Flower. C'est ainsi que ce savant est arrivé à donner quelques moyennes que nous reproduisons ci-dessous :

### ANGLE NASO-MALAIRE

| | |
|---|---|
| Européens . . . . . . | 131° |
| Nègres d'Afrique . . . | 134° |
| Japonais . . . . . . . | 141° |
| Chinois. . . . . . . . | 142° |
| Esquimaux . . . . . . | 144° |

On voit, par ce tableau, que l'angle naso-malaire est plus ouvert chez les races jaunes que chez les races blanches et nègres. Cette différence trouve son explication dans ce fait que les yeux des races jaunes, comme nous le ferons remarquer plus loin, sont situés à fleur de tête, et que cette disposition tient surtout à l'enfoncement de la partie nasale intermédiaire aux deux orbites, au défaut de saillie des bosses frontales et des arcades sourcilières, et aussi à la largeur et à l'écartement des os malaires, qui ont une tendance à proéminer en avant.

Ces caractères qui peuvent, dans certains cas difficiles, permettre au médecin légiste de reconstituer l'identité d'un sujet, ou tout au moins de préciser la race d'un individu dont

il possède le crâne, sont liés à un autre élément qui est la
direction du grand axe de l'ouverture orbitaire.

Cet axe est presque toujours, dans toutes les races, plus
ou moins oblique en bas et en dehors : son obliquité varie
beaucoup.

M. Topinard doute que jamais les axes des deux orbites
se continuent en ligne droite. Il déclare que, malgré l'asser-
tion de certaines personnes, jamais ils ne se relèvent vers
leur extrémité externe. Pourtant, il faut convenir que, chez
certains sujets de la race jaune, ils sont bien près d'avoir une
direction parallèle et horizontale. En effet, la direction oblique en haut et en dehors de l'ouverture palpébrale chez un
grand nombre d'individus de la race jaune, laisse déjà supposer que la forme de leurs orbites doit être légèrement modifiée. Les constatations anatomiques faites sur le crâne viennent
en effet confirmer en partie cette supposition. M. Hervé, qui a
examiné plusieurs crânes de Japonais, démontre que chez eux
l'os malaire est plus développé que chez les Européens ; cet
os présente même souvent un dédoublement de son point d'os-
sification principal, et il n'est pas rare de le trouver séparé
en deux par une suture médiane. D'où il résulte que l'apo-
physe orbitaire externe est reportée plus haut, et que la suture
fronto-jugale se trouve plus élevée par rapport au diamètre
tranverse de la base de l'orbite. Ces différences anatomiques,
jointes à un effacement presque complet de l'angle interne,
tendent à relever suffisamment le grand axe de l'ouverture
orbitaire et à lui donner une direction presque, sinon tout à
fait horizontale. Il suffit d'ailleurs de comparer le crâne d'un
individu de race jaune, bien typique, avec celui d'un individu
de race blanche, pour se convaincre de la différence notable
qui existe à ce point de vue.

En considérant des crânes provenant d'individus de races
diverses, on est frappé par ce fait, que les orbites sont placées

à des distances très variables l'une de l'autre. Broca s'est livré à des recherches sur ce sujet; il a mesuré nombre de ces distances, et il est arrivé à donner quelques moyennes, parmi lesquelles nous relevons les suivantes :

LARGEUR INTERORBITAIRE

| | |
|---|---|
| Auvergnats | 28,5 |
| Parisiens | 21,6 |
| Arabes | 21,1 |
| Chinois | 21,7 |
| Esquimaux | 17,9 |

La plus grande largeur signalée par Broca est de 32 millimètres chez un Savoyard, la plus faible de 13 millimètres chez un Javanais et un Polynésien.

C'est à Broca également que nous devons la connaissance précise de la direction du grand axe orbitaire par rapport à l'ensemble du crâne, direction indiquée par la mesure de l'angle formé par le plan biorbitaire avec le plan du trou occipital.

Le procédé qui sert à déterminer le plan biorbitaire est très simple. On suppose une ligne tirée, de chaque côté, du trou optique au centre de l'ouverture orbitaire; cette ligne représente assez exactement la direction naturelle de l'œil au repos. Le plan biorbitaire est le plan passant par ces deux lignes

Dans la série animale, l'angle orbito-occipital peut être nul, positif ou négatif. L'angle est nul, lorsque les deux plans sont parallèles; positif, lorsque le plan occipital va couper le plan biorbitaire en arrière du trou occipital; négatif, quand le point d'intersection est en avant du trou occipital.

Or, d'après les mensurations de Broca, il résulte que cet angle est bien variable, suivant qu'on considère l'homme à des stades espacés de son existence, ou sur des points éloignés du globe.

Chez le fœtus et le nouveau-né, l'angle orbito-occipital est toujours nul ou positif: la moyenne est de $+ 3°1$. Quand l'enfant commence à marcher, l'angle varie rapidement; dès les premières années, il devient négatif, et atteint très vite le chiffre de $— 18°$. Chez l'homme adulte, on peut dire que d'une façon générale, dans les moyennes, l'angle orbito-occipital est négatif. Il varie entre une moyenne de $— 20°2$, chez les Croates et de $— 3°$ chez les Esquimaux de Groenland. Il y a pourtant des exceptions, et l'on montre des individus, surtout dans les races les moins civilisées, chez lesquels l'angle peut être nul ou positif, comme chez le singe. Mais ces cas sont relativement assez rares, et nous pensons que leur discussion dépasserait le cadre que nous nous sommes imposé.

Telles sont, rapidement esquissées, les principales notions que nous pouvons tirer de la situation des orbites dans le crâne de l'homme. Étudions maintenant l'orbite prise à part, voyons sa forme, ses dimensions, et cherchons à mettre en lumière les détails qui peuvent être caractéristiques de certaines races.

L'orbite est surmontée par les arcades sourcilières, lesquelles exercent sur sa forme une influence qu'il ne faut pas négliger. Ces arcades n'ont pas la même grandeur chez tous les sujets. En Europe, en Australie, en Mélanésie, elles arrivent à leur maximum de développement. Au contraire, les races jaunes les ont très petites. Les nègres d'Afrique ont aussi des arcades peu développées, se distinguant en cela des nègres d'Océanie, dont les arcades sont plutôt grandes. Enfin, les Polynésiens et les races américaines principales sont, comme les races jaunes, mal dotées quant aux arcades.

Un des caractères qu'il nous importe le plus de bien connaître dans l'orbite, c'est sa forme. Il y a des orbites rondes, quadrilatères, rectangulaires, triangulaires, etc.

Broca s'est beaucoup attaché à déterminer cette forme, et

dans deux mémoires, dont le premier remonte à 1874 et le second à 1876, il a établi, d'une façon définitive, l'indice orbitaire, c'est-à-dire le rapport centésimal de la hauteur de l'ouverture orbitaire à sa largeur. Flower et Virchow avaient également essayé, par des procédés différents, de calculer cet indice. Les travaux de Broca étant les plus importants sur cette matière, et ses conclusions étant généralement adoptées par la majorité des anthropologistes, c'est à ce dernier que nous empruntons les détails qui vont suivre.

L'indice orbitaire présente des chiffres bien variables, suivant l'âge, le sexe ou la race des individus. Tous ces chiffres peuvent rentrer dans trois cadres qui permettent de cataloguer les indices, en mégasèmes, ou grands, — mésosèmes, ou moyens, — microsèmes, ou petits. En les rapportant au nombre 100, les indices mégasèmes correspondent au chiffre 89,0 et au-dessus.

Les indices mésosèmes correspondent au chiffre de 83,0 à 88,99 ;

Les indices microsèmes correspondent au chiffre de 82,9 et au-dessous.

Chez le fœtus, l'orbite est presque ronde : l'indice est donc à peu près égal à 100.

Au fur et à mesure que l'individu grandit, l'orbite de déforme, devient polyédrique, et l'indice décroît ; mais l'indice restera toujours supérieur, pendant l'enfance, à ce qu'il sera dans l'âge adulte. Ainsi, chez un enfant parisien, on trouvera un indice de 94,13, plus tard de 90,27 ; chez l'adulte, l'indice se réduira à 88 ou 89. Il est des cas cependant où l'indice ne change qu'insensiblement, avec l'âge : mais ce sont presque toujours des cas pathologiques. Chez les microcéphales, par exemple, l'orbite conserve jusque dans l'âge adulte la conformation enfantine, et l'indice reste très mégasème.

En réalité, l'indice diminue toujours, à mesure que l'enfant avance en âge; mais il diminue d'une façon variable, suivant les sexes. En effet, celui de l'homme s'éloigne davantage du type enfantin que celui de la femme, sauf peut-être chez les Esquimaux, où le contraire peut se présenter. Mais, d'une façon générale, l'indice orbitaire de l'homme est plus petit que celui de la femme : les différences sexuelles moyennes s'élèvent en plus chez cette dernière à 3 et vont quelquefois jusqu'à 8 et 9.

Recherchant maintenant les indices comparatifs des races différentes du globe, nous voyons que, dans les races éthiopiques, l'indice est relativement faible, puisque la limite supérieure n'est que de 85,47; tandis que la race mongolique possède un indice très élevé, variant entre 90,28 et 93,85. Quant aux races caucasiques, leurs indices oscillent entre 77,01 et 90,93.

Cet écart énorme, qui va du type microsème au type mégasème prononcé, tient à la dissémination extrême de ces races, aux nombreux mélanges qu'elles ont subis, et à l'arrivée probable de races nouvelles qui sont venues ajouter leurs caractères particuliers aux anciens. En effet, les indices des crânes anciens sont plutôt microsèmes, et plus on se rapproche des époques modernes, plus les indices ont de tendance à devenir mégasèmes.

En résumé, la grandeur de l'indice dépend surtout de la forme de l'orbite. Plus l'orbite se rapprochera de la circonférence, plus l'indice sera grand; elle dépend également du développement des sinus frontaux et des arcades sourcilières, qui, par leur proéminence, abaissent le bord orbitaire supérieur et tendent à diminuer la hauteur de l'orbite. Si les arcades sourcilières sont petites, au contraire, le bord orbitaire remonte plus haut, et l'indice devient plus grand, comme chez les Chinois, par exemple, parmi lesquels on a pu trouver des sujets dont l'indice dépassait le chiffre 100.

Voici quelques moyennes extraites du mémoire de Broca:

INDICE ORBITAIRE

| | |
|---|---|
| Chinois | 93,1 |
| Peaux-Rouges | 90,6 |
| Savoyards | 88,5 |
| Esquimaux | 87,8 |
| Arabes d'Algérie | 87,8 |
| Gaulois | 86,3 |
| Corses | 85,9 |
| Auvergnats | 85,7 |
| Nègres d'Afrique | 85,4 |
| Parisiens | 82,9 |
| Australiens | 78,9 |

En somme, les races jaunes sont toutes essentiellement et fortement mégasèmes; les Mélanésiens sont très microsèmes et se distinguent par là des nègres d'Afrique; quant aux Français actuels, ils sont en général mésosèmes.

Il peut être intéressant de comparer entre elles les largeurs et les hauteurs des orbites dans les diverses séries humaines. Une différence qui frappe d'abord est celle qui existe, à ce point de vue, entre les orbites des deux sexes. Chez l'homme adulte, la largeur varie de 33 à 47 millimètres; chez la femme adulte, de 32,5 à 43 millimètres. Dans les mêmes conditions, la hauteur varie entre 42 et 25 millimètres chez l'homme et entre 40$^{mm}$5 et 26 millimètres chez la femme. On voit donc que, dans ces deux dimensions, l'orbite de l'homme l'emporte d'une assez forte quantité sur celle de la femme. Il faut faire des réserves cependant pour les Chinois, chez lesquels, dans certains cas, la largeur orbitaire des femmes peut excéder de 0,14 celle des hommes, et la hauteur de 0,19. Mais, à part cette exception, on peut dire que, dans toutes les races, l'avantage reste à l'homme. Dans la largeur, les plus grandes différences au profit de celui-ci se remarquent chez les Péruviens (2$^{mm}$63), chez les Parisiens modernes (2$^{mm}$38), chez les anciens Mexicains (2$^{mm}$19), chez les Néo-Calédoniens (2$^{mm}$15): la différence moyenne est de 1$^{mm}$75. Dans la hauteur, les différences sexuelles sont beaucoup moindres ; les plus grands écarts, en faveur de l'homme, se remarquent chez les Bas-Bretons (1$^{mm}$75), chez les Péruviens (1$^{mm}$16). La différence moyenne est de 0$^{m}$60.

Le calcul des diamètres de l'orbite amène naturellement à celui de l'aire de l'ouverture orbitaire, qui s'obtient en multipliant l'un par l'autre les deux diamètres. Mais ici les conclusions sont très difficiles à poser, en raison des différences ethniques très grandes et du volume variable des crânes. Il est évident, en effet, qu'un crâne très petit, comme celui des nègres de l'Inde, aura des orbites plus petites qu'un crâne volumineux comme celui des Esquimaux. Quoi qu'il en soit, les résultats obtenus comportent des écarts sensibles. La plus grande moyenne a été fournie par les Esquimaux (1456 millim. carrés) et la plus petite par les Parias de Calcutta (1095). L'écart est donc de plus d'un tiers (361). En général, sauf peut-être chez les Chinois, les aires moyennes sont plus petites chez les femmes que chez les hommes, ce qui est naturel, puisque nous savons que les diamètres verticaux et transverses sont plus petits dans un sexe que dans l'autre.

Quant à l'intérieur de la cavité orbitaire elle-même, les renseignements que nous possédons sur elle sont peu abondants. Broca a mesuré la profondeur de l'orbite en prenant la longueur qui sépare la cloison osseuse limitant le trou optique, en dehors, du bord orbitaire, suivant une ligne à peu près parallèle au plafond de l'orbite. Voici quelques moyennes :

PROFONDEUR DE L'ORBITE

Esquimaux . . . . . 57,7
Australiens . . . . . 56,2
Chinois . . . . . . . 55,6
Parisiens . . . . . . 50,9
Hollandais. . . . . . 49,8
Basques français . . . 50,2
Arabes . . . . . . . 50,3

La profondeur orbitaire est par conséquent moins considérable dans les races blanches que dans les races jaunes et noires.

La profondeur maxima s'observe chez les Esquimaux (57,7). Il eût été intéressant de rechercher le rapport qui peut exister entre la profondeur orbitaire et le volume moyen du crâne, rapport qui eût pu fournir des renseignements utiles pour l'étude des anomalies de la réfraction inhérente aux vices de conformation du crâne et de l'orbite.

Malheureusement, nous possédons peu de données scientifiques, concernant ce point. Des auteurs dont nous exposerons les théories dans le chapitre réservé à la réfraction ont publié quelques études, encore trop peu précises pour fournir matière à une discussion rigoureusement scientifique. D'ailleurs, les examens ophtalmoscopiques n'ont pas été faits chez les peuples présentant des profondeurs orbitaires anormales. On dit bien, mais sans preuves bien établies, que les Chinois sont, en très grand nombre, myopes ; il y aurait là, effectivement, un point très intéressant à élucider, car nous avons vu que ce sont précisément les Chinois qui ont une profondeur orbitaire très grande. Mais des chiffres n'ont pas encore été donnés, et, jusqu'à ce que des enquêtes sérieuses aient été faites, nous sommes obligé de rester dans le domaine des supposi-

tions et des hypothèses. Les détails que nous pouvons donner
sur la forme de la cavité orbitaire sont encore plus pauvres.
Il est certain que le plus ou moins de proéminence des arcades
sourcilières, la plus ou moins grande profondeur des orbites,
le plus ou moins grand développement des lobes frontaux, doivent exercer une influence sérieuse sur la forme de l'intérieur
des orbites. Mais aucune étude, du moins à notre connaissance,
n'a été publiée sur ce sujet. On sait seulement que, dans les
races noires, la partie de l'orbite qui s'étend de l'arcade sour-
cilière au trou optique, en un mot le plafond de l'orbite, a une
direction un peu plus oblique que dans les races blanches et
jaunes. Le plafond s'incline davantage de haut en bas et d'a-
vant en arrière, ce qui tend à donner à l'intérieur de l'orbite
un aspect en entonnoir, qui serait assez caractéristique.

Enfin, nous ne voulons pas terminer cette étude de l'orbite
sans signaler une curieuse particularité, mise en évidence
par M. Welcker, en 1888.

M. Welcker a constaté, sur nombre de crânes, l'existence
de sortes de porosités, siégeant à la face inférieure de la lame
orbitaire du frontal, presque immédiatement derrière l'arcade
orbitaire. Ces porosités peuvent avoir une forme et une étendue variable. Généralement, elles sont disposées en crois-
sants, et leurs dimensions peuvent atteindre de telles proportions qu'elles recouvrent la presque totalité de la voûte orbitaire et donnent à l'os qui les supporte une épaisseur et une
constitution double de celle qu'il présente normalement. Dans
ce cas, la voûte orbitaire semble composée de deux lames,
séparées par une sorte de diploë, dont les lacunes communi-
quent avec la cavité par de petits orifices arrondis, allongés
ou dentelés, où viennent aboutir parfois les sillons vasculai-
res de l'os. M. Welcker n'a jamais rencontré ces porosités sur
des crânes d'enfants ayant moins de sept ou huit ans ; en
outre, elles n'existent pas toujours dans les deux orbites.

M. Welcker a fait des recherches très intéressantes sur ce sujet, et il est arrivé à établir, par des statistiques assez nombreuses, que dans chaque race on rencontre une proportion constante, à chiffre à peu près invariable, de ces porosités. Ainsi, chez les Allemands, il en a toujours trouvé une proportion de 3 à 4 pour 100, dans les races romanes 5,4 pour 100 chez les Hindous 9 pour 100, chez les Égyptiens et les Nubiens 7 à 11 pour 100, chez les nègres 20 pour 100, enfin chez les indigènes de Socotora 47 pour 100.

Que sont ces porosités? A quoi sont-elles dues? M. Welcker ne se prononce pas. Pourquoi certains peuples, comme les indigènes de Socotora, par exemple, en présentent-ils une proportion si forte? Jusqu'ici, il serait difficile de le dire. Il est probable que l'hérédité et de nombreuses circonstances extérieures ne sont pas étrangères à leur formation. Peut-être sont-ce simplement des produits pathologiques, sorte d'ostéoporose, comme on en rencontre sur d'autres points du squelette humain. Néanmoins cette singularité nous a paru intéressante à signaler, et nous souhaitons que des recherches ultérieures viennent confirmer les résultats de M. Welcker.

# CHAPITRE III

## PAUPIÈRES. — OUVERTURE PALPÉBRALE

Lorsqu'on considère le visage de plusieurs individus, on est frappé par la variété de la forme que peuvent avoir les yeux.

Par le mot *yeux* nous entendons ici l'ensemble des parties extérieures visibles de l'appareil de la vision, et en particulier les paupières et l'ouverture palpébrale.

Certaines personnes ont les yeux petits, d'autres les ont grands, d'autres fendus en amande, d'autres saillants, etc., et l'on sait à quel point l'esthétique d'un visage dépend de la forme affectée par les yeux. Il semble même que certaines tendances du caractère se réflètent dans les yeux ; certains respirent la plus douce candeur, d'autres, au contraire, sont remplis de dureté ou de malice. Il est incontestable que les yeux jouent un rôle important dans l'expression de la figure, et qu'ils sayent rendre les impressions de l'âme, aussi bien, sinon mieux, que les autres parties du visage. Ce sont surtout les formes des paupières, leurs attitudes et l'aspect de l'ouverture palpébrale qui sont la cause de ce phénomène.

Il est vrai que d'autres parties concourent à donner aux yeux leur physionomie propre, telles que l'épaisseur et la longueur des cils, la forme et le degré de proéminence des sourcils, horizontaux, arqués, relevés en dehors, confluents, touffus, mal plantés, en brosse, fins, grêles, réduits à un pinceau, etc. Mais le premier rang revient aux paupières elles-mêmes et à leur ouverture.

Dans l'état actuel de la science, il y a deux sortes d'yeux qu'on a bien étudiés : l'œil européen et l'œil mongol.

L'œil européen est connu de tout le monde, nous croyons inutile de le décrire ici. Est-il besoin de dire que la plupart des yeux dits petits n'ont d'autre cause qu'une réelle étroitesse de la fente palpébrale, et que les yeux dits grands sont ceux dont les paupières s'écartent davantage, dont la fente palpébrale est plus longue? Les yeux dits fendus en amande de certaines juives et de beaucoup de femmes de la race méditerranéenne ne sont que le résultat d'une fente plus grande : l'ouverture palpébrale est plus fendue, selon l'expression usitée.

Ce sont là les caractères généraux que chacun constate. Nous verrons plus loin, cependant, que certains de ceux appartenant à l'œil mongol se retrouvent aussi chez l'Européen; mais ce sont des exceptions qu'il nous suffira de mentionner, lorsque nous aurons fini d'étudier l'œil mongol lui-même.

Les yeux mongols sont petits, écartés l'un de l'autre ; l'ouverture palpébrale, oblique de bas en haut et de dedans en dehors, est très étroite : elle a la forme d'un triangle scalène à sommet très émoussé. La hauteur de cette fente, par rapport à sa longueur, est environ deux fois moins grande que celle de l'œil du blanc. Tandis que dans l'œil européen les deux commissures sont nettement définies, arrêtées par un angle sensible, dans l'œil mongol, au contraire, les angles sont comme cachés ; la commissure externe est pincée, effilée, et la commissure interne se trouve masquée par une bride verticale. Les deux paupières ont l'air d'être boursouflées, et la supérieure semble dédoublée transversalement. L'œil mongol, si

l'on veut faire une comparaison, ressemble à peu près à un
œil européen atteint d'un léger œdème, par suite d'anasarque.

« La petitesse de l'œil, dit M. Topinard, est le premier et
le plus répandu des caractères de l'œil mongol. Il atteint un
degré extraordinaire dans quelques cas ; l'œil semble cligner
en permanence et fuir la lumière, et pour en reconnaître la
couleur il faut écarter les paupières. Cette petitesse, ou, pour
parler plus juste, celle de l'ouverture palpébrale, est quelquefois réelle, mais le plus souvent elle tient à plusieurs causes :
au rapprochement prématuré vers la commissure externe des
deux bords palpébraux ; à la bride qui masque la commissure
interne et au boursouflement de la partie des paupières avoisinant leur bord libre, qui couvre le globe en modifiant la
forme de l'ouverture palpébrale et la contournant. »

Ajoutons que c'est précisément cette petitesse et surtout
ce clignotement qui donnent à l'œil mongol son aspect de malice et d'ironie, qui se remarque chez tant de sujets de la
race jaune.

On a l'habitude, lorsqu'on parle de l'œil mongol, de dire
que son caractère le plus essentiel est son obliquité. C'est
une erreur : ce caractère n'a pas toute l'importance qu'on lui
donne. D'abord, beaucoup d'individus du type mongol pur ont
les yeux absolument horizontaux ; ensuite, l'obliquité est souvent plus apparente que réelle ; enfin, on ne la rencontre pas
seulement que dans la race jaune.

M. Hervé a essayé d'expliquer l'obliquité, lorsqu'elle
existe, par ce fait que l'angle externe est tiré en haut et en
dehors ; l'excès de développement de l'os jugal, si fréquent
dans les races jaunes, comme nous l'avons montré dans le
chapitre précédent, tendrait à relever la commissure externe.
Nous ne nions pas que cette raison puisse exister quelquefois ; pourtant les cas sont rares où cette structure spéciale
du malaire est assez prononcée pour amener une obliquité

réelle. Souvent il suffit d'étendre la peau avec les doigts pour
rendre les yeux horizontaux.

Quoi qu'il en soit, l'œil mongol paraît souvent oblique, à
première vue, et les voyageurs et les artistes ont cru devoir
signaler ce fait d'une façon presque constante. D'ailleurs,
M. Mondières a voulu démontrer que l'obliquité peut, dans
certains cas, être assez sensible, puisqu'il l'a mesurée à l'aide
d'un appareil spécial.

Le boursouflement des paupières est plus marqué à la partie
supérieure. « La paupière, dit M. Topinard, est coupée transversalement par des plis plus nombreux en bas ; l'un d'eux,
le principal, sépare une petite portion de la paupière et donne
lieu à un empâtement ou un boursouflement allongé qui, dans
le mouvement d'abaissement de l'œil, couvre le globe oculaire
plus que chez l'Européen, en dissimulant le bord libre, qui
semble un peu renversé en dedans. De là cette division de
la paupière supérieure en deux, dont a parlé M. Rémy, l'une
supérieure, tendue et comme appliquée sur le globe oculaire,
l'autre inférieure, plus étroite, qui joue davantage et se dédou-
ble pour rentrer en partie en dessous de la supérieure lorsque
la paupière s'élève. C'est cette boursouflure qui diminuerait
au milieu et en dehors de l'ouverture palpébrale, en contournant son bord supérieur d'une façon assez caractéristique. »

La bride mongolique est surtout visible quand l'œil est
ouvert. Elle disparaît quand il est fermé et ne se révèle plus
que par une saillie cutanée dans l'angle interne de l'œil.
Quand le releveur de la paupière se contracte, la bride paraît
très saillante et forme alors un pli qui s'étend jusqu'à la moitié ou même aux deux tiers de l'étendue de la paupière supérieure. Le bord de ce pli est légèrement courbe et plus oblique que la fente de l'œil ; il débute au-dessous de la commissure interne et à 1 millimètre en avant d'elle ; quelquefois il
recouvre la moitié de la caroncule lacrymale et la racine des

cils, qui viennent battre contre lui, lorsque les yeux sont fortement ouverts.

M. Bœltz (de Tokio) explique l'existence de cette bride par une particularité de la forme de l'orbite. L'angle dièdre formé par la réunion des parois inférieure et interne de l'orbite tend à s'effacer; les deux parois, par le fait de cet effacement, sont dans le même plan, et la cavité orbitaire prend la forme d'un triangle dont la face oblique est interne. Cette déformation de l'orbite expliquerait la translation des yeux en dehors et l'écartement observé entre les deux angles internes. Le docteur Fuzier invoque « le rapprochement de la ligne médiane de la gouttière lacrymale qui appartient à la branche montante du maxillaire supérieur et qui donne attache au tendon de l'orbiculaire. » M. Topinard n'admet pas ces raisons. Pour lui, l'existence de la bride n'est aucunement liée à la structure anatomique de l'orbite; elle est complètement indépendante de tout tractus fibreux inséré sur sur les plans profonds : « Elle est absolument cutanée; il y a comme un excès de peau dans la paupière supérieure; cet excès se continue en dedans et donne lieu à un repli ou écran de peau supplémentaire en désaccord avec tout ce que ferait supposer la configuration des os. »

M. Metchnikoff, qui s'est occupé de cette question, a démontré que c'est surtout l'existence de la bride cutanée et le renversement du bord libre de la paupière supérieure vers le globe oculaire qui cause la particularité de l'œil mongol. Ce renversement peut être assez prononcé, dans certains cas, pour provoquer, chez les Chinois, par suite du frottement des cils contre la cornée, des ulcères de cette membrane et des ophtalmies graves.

Le docteur Fuzier avait d'ailleurs signalé ce fait, en parlant de la fréquence assez grande des ophtalmies en Chine; mais il n'en avait pas donné la cause.

3

Pour M. Metchnikoff, le renversement en dedans du bord libre de la paupière supérieure, et l'étroitesse de l'ouverture palpébrale, qu'il considère comme plus importants que la bride, seraient dus à la persistance d'un état fœtal, et cette structure de la paupière, jointe à quelques autres (proportions du corps, développement défectueux du système pileux, etc.), semblent indiquer, d'après lui, que les Kalmouks, qui possèdent à un haut degré l'œil mongol, sont la race la plus ancienne du monde. D'après ce savant zoologiste, la race blanche en serait dérivée, car elle présente, comme nous le verrons plus loin, à un certain stade du développement de ses individus, les mêmes caractères anatomiques que nous voyons chez les Kalmouks adultes.

Pour M. Deniker, l'étroitesse de la fente palpébrale est un caractère embryonnaire explicable par le peu de développement du système pileux. A une certaine époque de la vie intra-utérine, en effet (3e ou 4e mois environ), les paupières du fœtus se ferment et ne s'ouvrent que peu de temps avant la naissance. « Il est possible, comme le pense Kölliker, que la sortie des poils ciliaires et la sécrétion des glandes de Meibomius, qui commence vers cette époque, soient la cause déterminante de cette ouverture. Ainsi donc, plus tardivement les poils se développent, et moins leur développement est actif, plus longtemps les yeux du fœtus restent fermés et moins ils sont ouverts à la naissance. » Telle est l'explication possible de l'étroitesse de la fente palpébrale chez la race jaune et peut-être aussi du renversement de la paupière supérieure, renversement qu'on rencontre également chez quelques blancs, provoquant alors la lésion connue sous le nom de trichiasis.

Nous avons donné, en peu de mots, l'exposé des caractères de l'œil mongol. On voit que sa forme s'éloigne beaucoup de celle de l'œil européen, et qu'elle renferme certaines

particularités absolument typiques. Pourtant l'œil d'un individu quelconque de race jaune peut ne pas réunir tous les
caractères que nous avons mentionnés ; il peut les posséder
à des degrés divers, souvent insensibles ; il peut même, dans
certains cas, en manquer totalement. De même, comme nous
l'avons dit au début, certains aspects de l'œil mongol se retrouvent chez des blancs. L'état spécial de l'œil appelé épi-
canthus, qui disparaît quand on pince la peau avec les
doigts dans l'intervalle des deux yeux, n'est autre chose que
la bride mongole. On sait que ce repli interne peut être plus
ou moins prononcé et qu'il peut quelquefois gêner suffisamment celui qui en est porteur pour nécessiter une interven-
tion chirurgicale. M. Metchnikoff affirme que la bride peut
exister chez les blancs, mais seulement à titre transitoire
dans le jeune âge, témoignant en cela de l'origine kalmouke
de la race blanche.

Quant à l'obliquité de l'œil, bien des auteurs l'ont signalé
en Europe. Ranke dit qu'en Bavière les yeux obliques se
remarquent dans une proportion de 1 pour 100 chez les hommes et de 2 pour 100 chez les femmes ; on trouve une proportion de 6 pour 100 d'yeux à obliquité moins marquée, mais
encore saisissable.

En France, on peut voir des yeux obliques en assez grand
nombre dans l'Auvergne et dans la Lozère. Dans l'Hérault, il
nous a été donné d'en constater plusieurs cas, dont quelques-
uns rappelaient d'autant plus le type mongol que la portion
nasale intermédiaire était légèrement enfoncée et élargie. Dans
le Gard, aux environs d'Arles, nous avons rencontré, dans
un bourg de 5000 habitants, plus de quinze individus, hommes, femmes ou enfants, dont les yeux étaient nettement obliques.

A côté des données que nous possédons sur les deux grandes catégories d'yeux que nous venons d'étudier, il existe

encore quelques particularités, qui n'ont pas encore été mises
bien en lumière et qui font supposer dans la nature l'existence
d'autres types d'yeux.

C'est ainsi que, jusqu'ici, nous avons vu toujours l'œil être
horizontal ou oblique de bas en haut et de dedans en dehors.
Or, s'il faut en croire Humboldt et Virchow, il serait possible
de trouver, chez certains peuples, et notamment chez les Lapons, des yeux ayant une obliquité inverse. Dans cette race,
les yeux sont, en majeure partie, horizontaux, mais quelques-uns sont obliques ; et, dans ce cas, l'obliquité se fait de
haut en bas vers l'extérieur. Ce fait est assez curieux pour
mériter d'être signalé en passant.

Un autre point intéressant, est la forme tout à fait anormale que peuvent affecter les paupières, si on les compare à
celle que nous connaissons. Sur un Européen bien conformé,
la paupière supérieure, mesurée le long de son bord libre, est
plus longue que l'inférieure d'un sixième et même quelquefois d'un cinquième, par suite de son incurvation beaucoup
plus grande. La paupière inférieure appartient à une courbe
d'un rayon plus grand, et l'équateur de l'œil ou le diamètre
transverse, mené d'un angle à l'autre, divise l'orifice palpé-
bral en deux segments inégaux, le premier sensiblement plus
grand que l'inférieur. Eh bien ! dans certaines contrées, particulièrement au Mexique et dans l'Amérique centrale, on peut
remarquer une disposition absolument différente. La paupière supérieure plus tendue et plus tombante, selon M. Hamy,
décrit une courbe surbaissée, qui rappelle celle de notre paupière inférieure, tandis que celle-ci s'arrondit, au contraire, de
façon à ce que le diamètre transverse laisse au-dessous de lui
plus d'espace qu'au-dessus. Les angles de l'œil remontent
sensiblement plus haut, et les paupières, complètement ouver-
tes, laissent voir au-dessous de l'iris une partie de la sclérotique. Tout cet ensemble, qui donne à l'œil cette expression

étrange qu'Humboldt, embarrassé pour la définir, qualifie de presque orientale, est essentiellement américain.

Enfin, certains auteurs ont noté chez les indigènes habitant les côtes du nord-ouest de l'Australie une particularité, encore mal décrite, mais sur laquelle ils insistent assez pour en faire une caractéristique de ces races. Dampier, King et Stokes racontent que, chez ces indigènes, les paupières supérieures sont toujours à demi baissées, et Robert Dawson affirme qu'au voisinage de Port-Stephens, les paupières des habitants sont fortement tombantes. L'explication que ces savants donnent de ce phénomène est assez originale pour être mentionnée. Cette sorte de ptosis serait due à la crainte des mouches, qui, paraît-il, sont très abondantes et fort gênantes dans ces parages. Il se produirait chez ces indigènes, mais d'une façon permanente, un mouvement un peu analogue à celui que nous produisons, lorsque le vent souffle vers nous et que nous recevons de la poussière en plein visage. Nous ne savons quel crédit il faut accorder à cette raison, et nous pensons que des recherches seraient encore nécessaires pour permettre de conclure plus sûrement.

Nous tenons à terminer ce chapitre, en donnant quelques mesures de la longueur palpébrale, publiées par M. Topinard, et obtenues en prenant les diamètres biangulaire interne et biangulaire externe, déduisant le premier du second et divisant par 2.

Voici ces moyennes:

| | |
|---|---|
| Parisiens (hommes) | 27$^{mm}$5 |
| — (femmes) | 30 0 |
| Chinois (hommes) | 32 0 |
| Néo-Calédoniens | 31 0 |
| Australiens | 33 0 |
| Nègres d'Afrique | 33 8 |

Comme complément, nous ajoutons quelques moyennes de la largeur de l'intervalle oculaire, soit d'une caroncule à l'autre :

| | |
|---|---|
| Parisiens. . . . . | 31.5 |
| Parisiennes. . . . | 30.0 |
| Annamites . . . . | 39.0 |
| Néo-Calédoniens . | 35.0 |
| Nègres d'Afrique . | 33.8 |
| Chinoises . . . . | 32.0 |
| Négresses . . . . | 36.6 |

# CHAPITRE IV

## GLOBE DE L'ŒIL. — SCLÉROTIQUE. — IRIS. ALBINISME.

Le globe de l'œil présente peu de points intéressants à étudier au point de vue anthropologique.

On n'a que des données très vagues, relativement à sa grosseur, suivant les races. Nous avons déjà parlé de la position à fleur de tête des yeux chez les Mongols, et nous avons essayé de démontrer les raisons anatomiques qui expliquent en partie ce fait. Peut-être en faut-il chercher une autre cause dans la masse de tissu cellulo-adipeux qui se trouve derrière le globe de l'œil et tend à le faire proéminer en avant.

Est-ce là aussi la cause de la saillie des yeux chez les nègres, ou faut-il admettre que cette saillie, comme quelques auteurs le prétendent, est due à la grosseur plus marquée du globe de l'œil? Nous ne pouvons l'affirmer; nous manquons absolument de documents précis, et nous espérons que des recherches ultérieures viendront donner raison à l'une ou à l'autre de ces hypothèses.

Quoi qu'il en soit, nous savons que l'œil mongol a, comme caractère fréquent et souvent typique, sa situation à fleur de tête, et nous pensons que les ophtalmies si fréquentes chez les jaunes, attribuées par certains auteurs au trichiasis naturel de la paupière supérieure, peuvent aussi trouver leur origine dans le défaut de protection résultant de la position particulière du globe de l'œil. Ce ne sont pas là, paraît-il, les seuls inconvénients que les Mongols éprouvent de ce côté : M. Remy assure, en effet, que les Japonais ne peuvent se servir de nos lunettes sans les exhausser avec du papier.

Nous ne parlerons plus des dénominations qu'on donne aux yeux : grands, petits, en amande, etc., car nous avons vu que ces formes tiennent non pas à la dimension ou à la conformation du globe de l'œil, mais tout simplement à la longueur ou à la largeur de la fente palpébrale.

Nous ne nous étendrons pas non plus sur la sclérotique. Contentons-nous de rappeler que cette membrane a un aspect bleuâtre chez l'enfant, par suite de sa transparence qui permet de percevoir en partie la coloration de la choroïde ; que cotte coloration disparaît chez l'adulte, et que la sclérotique devient alors d'un blanc nacré, à cause de son épaississement. Quelquefois la sclérotique n'a pas une couleur blanche uniforme ; chez les nègres, elle prend une teinte jaunâtre toute spéciale, et il n'est pas rare de rencontrer, surtout dans les départements du midi de la France, des individus très bruns, dont la sclérotique a une couleur semblable à celle des nègres.

M. Wecker a cité aussi, chez les nègres et chez les peuplades habitant les tropiques, une pigmentation spéciale de la sclérotique, se manifestant par des taches, pigmentation qu'il qualifie de congénitale apparente. Les taches s'observent aussi chez les Européens, et principalement sur les sujets de la race latine, à cheveux foncés. En France et en Espagne, elles ne sont pas rares ; elles ont une coloration plus accusée, en général, que celles fournies par la pigmentation qui suit l'épisclérite. On les rencontre souvent en groupes de plusieurs tachés disséminées, ou sous forme d'une très large plaque qui se perd vers l'équateur de l'œil. Chez les nègres, on observe que ces taches s'approchent bien plus du bord de la cornée, et qu'il existe souvent simultanément une pigmentation, par plaques, du limbe conjonctival.

Abordons maintenant un sujet bien plus important, à propos duquel les documents sont plus nombreux et surtout plus précis. Nous voulons parler de l'iris, de sa coloration et des rapports de cette coloration avec celle des cheveux.

La couleur de la peau, des cheveux et des yeux, est, d'une manière générale, l'un des premiers caractères distinctifs des races humaines qui ait appelé l'attention des anthropologistes.

Aristote n'en connaissait guère d'autre. Linné s'en servait jusque dans ses classifications secondaires de l'homme. En 1793, Blumenbach commença à donner une observation réellement méthodique de la couleur, dans un langage susceptible d'en exprimer les innombrables nuances. Mais, pour voir l'observation de la couleur se régulariser définitivement et les applications en être faites à de grandes masses, il faut arriver à Beddoë, Broca et les Américains de la sécession.

Les premières instructions anthropologiques furent celles de Broca en 1865, les suivantes furent celles de l'Association britannique en 1874, et celles de Virchow en 1875.

Antérieurement, en 1857, M. Beddoë, comprenant la nécessité des gros nombres, dans les observations de la couleur, commença un travail très important, qui aboutit, vingt-cinq ans après, à un ouvrage portant sur près de 100,000 observations. En 1861, les Américains avaient nommé une Commission qui, profitant de la gigantesque guerre de sécession, arriva à constituer un des monuments anthropométriques les plus considérables que nous possédions. La somme totale des observations qu'ils obtinrent s'éleva à 668,000, de races blanche, rouge et nègre ; la première, répartie par nationalités européennes et par états américains.

En Europe, ce fut l'Allemagne qui, la première, entra dans la voie inaugurée par la République américaine. En 1876, M. Virchow put donner aux congrès d'Iéna et de Budapesth un premier aperçu des résultats acquis. En 1879, M. Vanderkindere publiait en Belgique la carte de la couleur des yeux et des cheveux de ce pays ; en 1881, M. Kollmann (de Bâle) publiait un travail similaire pour la Suisse, et, en 1884, M. Shimmer en faisait autant pour l'Autriche ; puis ce fut le tour de l'Angleterre, de la Russie, de la Gallicie, de la Turquie, de l'Italie. En 1885, M. Virchow faisait paraître un rapport sur la distribution des types blond et brun dans l'Europe centrale, d'après 10,077,635 observations.

Enfin, en 1886, M. Topinard, frappé de l'absence de la France dans ce concert européen et ultra-européen, se chargea de relever la carte de la couleur en France, et publia un premier mémoire, dans lequel il exposait sa méthode, discutait les procédés employés avant lui, et proposait à tous ceux qui voulaient l'aider dans son travail une nomenclature claire des couleurs, permettant de classer toutes les observations. Ce n'est qu'en 1889 que ce savant anthropologiste put enfin publier le résultat de ses laborieuses recherches, dans un mémoire auquel nous ferons de nombreux emprunts et dont nous reproduirons le tableau des moyennes recueillies par département.

Nous n'entrerons pas dans des discussions très longues sur le mode de pigmentation des yeux et des cheveux, et sur la nature du pigment. Qu'il nous suffise de savoir que, dans la coloration de l'iris, trois éléments entrent en jeu : l'uvée, l'épaisseur des fibres iriennes, les granulations pigmentaires qui les recouvrent.

Nous citons ici la partie du mémoire de M. Topinard, relative à ce point, qui nous paraît résumer parfaitement la question : « En général, le rôle de l'uvée est négatif dans la production de la couleur, et il se borne à absorber les rayons qui arrivent jusqu'à lui, en laissant, par conséquent, ceux qui rencontrent les granulations pigmentaires de l'iris tout à leur action propre. On pourrait en conclure que les yeux dans lesquels l'uvée est dépourvue de pigment doivent être noirs. C'est, en effet, ce qui aurait lieu si la lumière ne pénétrait dans la chambre antérieure et ne se jouait dans les mailles de l'iris. C'est cette répercussion en avant de l'uvée qui produit précisément la cérulescence et les yeux bleus purs.

» Il serait possible cependant que le rôle de l'uvée ne soit pas absolument négatif. Chez les nègres atteints d'albinisme complet, le pigment fait défaut dans cette membrane, les rayons lumineux la traversent sans altération, ils se répandent dans le corps vitré, et le fond de l'œil est sans couleur autre que celle que lui donne le sang circulant dans les vaisseaux capillaires.

» L'œil d'un albinos complet ressemble au globe de verre dépoli d'une lampe allumée. L'iris, comme de raison, ne renferme dans ce cas pas plus de pigment que l'uvée. Chez les nègres atteints d'albinisme incomplet, des yeux bleus, verts, châtain jaune, ont été notés par de nombreux voyageurs. L'uvée ne renferme pas assez de pigment pour arrêter tous les rayons lumineux, une partie est décomposée et réfléchie en donnant des colorations diverses. Il n'y a pas lieu de croire que celles-ci soient dues à du pigment déposé dans l'iris, car, s'il y en avait en réserve, l'uvée, par une véritable affinité, l'attirerait à elle, le pigment de l'uvée pouvant être considéré comme le trop-plein de l'iris. Les yeux colorés des albinos incomplets seraient donc attribuables à l'iris. On pourrait en déduire que les yeux bleus eux-mêmes se produisent quelquefois en dehors du phénomène de cérulescence de M. Pouchet. Ils présentent, du reste, du bleu pâle au bleu indigoté, pour ne pas parler du bleu ardoisé, une petite gamme qui ne paraît pas n'être qu'une gradation d'intensité dans la couleur....

»... Enfin, il est un élément dont il faut tenir compte, c'est celui de l'épaisseur inégale de l'iris, sur un point ou sur un autre, suivant les individus, et de sa vascularité plus ou moins grande qui donne lieu à une turgescence du petit cercle chez quelques sujets...

» En somme, on peut admettre qu'en thèse générale la couleur bleu franc des yeux est un signe d'apigmentation, et le brun foncé le signe contraire d'une pigmentation abondante. Entre les deux pourront se classer tous les intermédiaires. »

Nous ne suivrons pas M. Topinard dans la discussion des différentes couleurs, dans l'exposé des méthodes qui avaient été employées avant lui pour les déterminer, dans le choix des termes propres à chaque nuance et dans les considérations qui l'ont poussé à établir sa nomenclature. Nous nous contenterons, lorsque nous aurons à parler de la répartition de la couleur en France, d'énoncer cette nomenclature, en renvoyant le lecteur, pour les autres détails, à l'important mémoire que cet auteur a publié.

On peut faire rentrer les couleurs des cheveux et des yeux, chez les individus de races blanches, dans quatre groupes fondamentaux : le groupe des blonds, des roux, des châtains et des bruns. Quant aux races jaunes et noires, nous savons que, d'une façon générale, et à moins de raisons pathologiques ou de mélanges avec les races blanches, les sujets qui les constituent ont tous les yeux et les cheveux noirs. Nous ne nous occuperons donc que des quatre premiers groupes, et nous essaierons de nous servir des documents publiés dans les divers pays, pour en faire une revue d'ensemble.

Évidemment, nous ne trouvons nulle part les types brun ou blond absolument purs. Car, ainsi que le dit M. Topinard, il n'y a pas de race pure, et la notion de race n'est que celle de ressemblances se perpétuant dans le temps à travers les mélanges constants qui les troublent, les masquent ou les faussent. Les individus d'un groupe humain quelconque présentent de grandes différences dans tous leurs caractères pour deux motifs.

Le premier est que, dans tout individu, entrent des doses diverses des races multiples qui concourent à la composition du groupe auquel il appartient.

Le second, c'est qu'étant admis, ce qui n'existe pas, un groupe humain pur, c'est-à-dire formé par une seule race, ces individus présentent encore des variations capricieuses de chacun de leurs caractères autour du centre idéal qui exprime ce caractère à son maximum. Partout, donc, les races se sont mélangées, et les types qui, primitivement, étaient purs, ont subi des modifications telles qu'il est souvent bien difficile de les reconnaître, d'autant plus que la nature a procédé avec la plus grande fantaisie dans les produits de ces mélanges.

Pourtant, il semble qu'il existe une loi générale, que les anthropologistes sont arrivés à démêler au milieu du chaos : le type brun a une plus forte tendance à se transmettre par la coloration des cheveux, tandis que le type blond se transmet par celle des yeux.

En 1884, M. de Candolle a publié un mémoire sur l'hérédité de la couleur des yeux dans l'espèce humaine ; il a puisé ses statistiques dans différents pays, particulièrement dans la Suisse occidentale. D'après lui, 41,6 pour 100 hommes et 44,2 pour 100 femmes avaient les yeux bruns ; dans les familles issues de parents concolores, le brun se retrouvait 80 fois pour 100 dans les yeux des enfants, si les parents étaient bruns, et le bleu 93,6 fois pour 100, si les parents avaient les yeux bleus. Les unions d'un père brun avec une mère aux yeux bleus donnaient 53,3 pour 100 d'enfants aux yeux bruns ;

et les cas inverses, c'est-à-dire les unions d'un père aux yeux
bleus avec une mère brune, donnaient 55,9 d'yeux bleus. Le
professeur Vittrock, de Stockholm, a fait en Suède les mêmes recherches, mais ses résultats sont un peu différents. Il
a trouvé des yeux bruns chez 29,6 pour 100 hommes et 30,7
pour 100 femmes. Parmi les enfants issus de parents de même
couleur, 75,6 pour 100 avaient la même couleur des yeux. Les
unions d'un père aux yeux bleus avec une mère de même couleur irienne reproduisaient cette couleur chez 97 pour 100 des
enfants. Dans les cas où le père seul était brun, 59,9 pour 100
des enfants avaient les yeux bruns. Dans le cas où le père
avait seul les yeux bleus, cette couleur se retrouvait chez 53
pour 100 des enfants. Le résultat total des unions bicolores
donnait 50 pour 100 d'enfants avec des yeux bruns.

Quelles sont les lois qui régissent toutes ces variations de
pigmentation ? Quelles sont les causes qui influent sur leur
degré ? On ne le sait au juste. On a mis en avant l'influence
des milieux, la lumière, la chaleur, l'alimentation, l'atmosphère, l'ozone. Il est certain que toutes ces causes peuvent
avoir un effet sur la pigmentation générale d'une race, mais
elles ne sont pas absolues, et bien des faits sont venus les con-
tredire. Aussi ne faisons-nous que les citer, sans y insister
davantage.

Étudions maintenant la répartition des différents types de
coloration. Nous ne donnerons qu'un très rapide aperçu, sans
entrer dans les nombreux détails fournis par les observateurs.
Nous nous arrêterons un peu plus longtemps cependant sur
la répartition de la couleur en France.

Le type blond est constitué, outre les cheveux blonds et
une peau rosée ou fleurie, par des yeux bleus ou clairs. De
même que les autres types, le blond n'existe nulle part à
l'état de pureté, mais il prédomine çà et là, se mélange à
toutes les populations de l'Europe, et se retrouve même parmi

les peuples les plus bruns, où l'on ne s'attendrait pas à le rencontrer. Les pays où il prédomine en Europe, sont surtout la Scandinavie, où les yeux bleus et les cheveux blonds sont une véritable caractéristique ; l'Irlande, l'Écosse. En Norvège, il est encore très abondant. puisqu'on y rencontre 97,25 pour 100 d'yeux bleus, et 74,47 de cheveux blonds. Sur 100 Norvégiens, il y a 86 blonds et 14 bruns. En Danemarck, d'après Soren-Hansen, la plus grande partie de la population aurait les yeux clairs et les cheveux châtains : les cheveux réellement blonds y sont assez rares. On peut citer ensuite la Hollande et le nord de la Belgique. Toute la province d'Anvers, le Limbourg, les deux Flandres et la partie septentrionale du Brabant constituent par excellence la zone des yeux bleus ; il en est de même pour plusieurs centres situés sur la frontière orientale. « La Belgique flamande, dit Vanderkindere, constitue, au point de vue ethnologique aussi bien que géologique, la grande zone qui, depuis le Danemark, s'étend à travers le Schleswig, le Hanovre, la Westphalie et probablement aussi la Hollande. Toute cette région, essentiellement blonde, peut être appelée la région germanique par excellence. » D'après la statistique considérable faite par Virchow, en 1885, statistique reposant sur 10,077,635 observations, dont 6,758,827 en Allemagne, 608,698 en Belgique, 405,609 en Suisse et 2,304,501 en Autriche, et relevée parmi les peuples qui s'étendent depuis Pregel, au nord, et le Haut-Dniester au sud, jusqu'à l'Armelcanal et les Vosges, depuis la mer du Nord jusqu'à l'Adriatique et les Alpes, le type blond pur se retrouve à peu près chez le quart des enfants examinés, mais diminue à mesure que l'on descend vers le sud. A l'heure actuelle, l'Allemagne du Nord serait le pays des blonds.

On trouve le type blond, mais en moindre quantité, dans la Haute-Italie, dans le pays basque, en Andalousie. On le retrouve même au Maroc, chez les Touaregs du Sahara, en Algérie. Pendant que nous étions interne à l'hôpital d'Oran, nous avons rencontré, parmi les Marocains qui venaient chercher du travail dans cette ville, des individus aux yeux bleu pur et aux cheveux châtain clair; et nous avons connu un Arabe, qui se disait chérif et descendant de Mahomet, qui était d'un blond très accusé et dont les yeux étaient absolument bleus. En Tunisie, le type blond est rare, à peine 0,4 pour 100. D'après les renseignements fournis par le Dr Collignon, il n'est pas un seul sujet de cette race, parmi ceux qui ont été examinés, sur lequel on ait rencontré l'association de ces deux caractères : cheveux blonds et yeux bleus; toujours les yeux bleus étaient associés à des cheveux foncés, et *vice versa*. C'est surtout sur le littoral que les yeux clairs ont été remarqués dans ce pays.

Enfin, on trouve des traces du type blond en Syrie, au Caucase, chez les Afghans, dans le Kaffiristan et le Pendjab. Macaulay a vu des individus aux yeux bleus parmi les Mandchoux, et M. Ujfalvy en a découvert dans le Turkestan, sur les pentes du Pamir.

Le type roux, qui est constitué par des yeux gris ou verts, des cheveux roux ardents ou jaunes rougeâtres, et, par atténuation, châtain cendré sale, et une peau souvent chargée de taches de rousseur, ne nous arrêtera pas longtemps, car son histoire est encore à faire. On le retrouve un peu partout, en Allemagne, en Russie, en Angleterre, en France, etc., dans des proportions extrêmement variables. Il semble cependant qu'il soit plus abondant en Allemagne et en Angleterre. Il nous souvient en avoir vu plusieurs cas bien typiques chez les Arabes et les Espagnols. Chez les Kebaïls, on trouve également des individus portant des taches de rousseur, et ayant des yeux gris et des cheveux roux. En France, ce type ne semble pas très répandu, malgré nos ancêtres les Gaulois, qui étaient roux en grande partie. La seule race qui soit nettement caractérisée par ses cheveux roux et ses yeux verts est la race finnoise.

On pourrait se demander si originairement le type roux ne fut pas étroitement lié au type blond, et si l'un ne dérive pas de l'autre par une action des milieux. Quoi qu'il en soit, nous ne parlerons pas davantage de ce type mal caractérisé par la coloration de ses yeux, qui est, on le voit, très peu en rapport avec celles des cheveux. Les cheveux roux sont, il est vrai, d'ordinaire associés à des yeux verts; mais cette couleur n'est pas constante, et se rencontre chez des individus dont les cheveux sont colorés différemment.

On peut en dire autant du type châtain, dont les yeux sont de tons et de nuance moyens, plutôt verdâtres, gris ou marrons. En réalité, ce type se reconnaît surtout par exclusion des types bruns, blonds ou roux. Il est extrêmement répandu en Europe; plus fréquent dans les pays où prédomine le blond, il tend à envahir lentement les pays où domine le brun. Il est comme le produit du mélange des types différents, destiné un jour à prendre le principal rang sur tous les points où vit la race blanche.

Le type brun est caractérisé par des yeux bruns, accompagnés de cheveux noirs et d'une peau relativement brune. Très répandu, il dépasse les limites de l'Europe. On le retrouve à l'état de pureté presque absolue, chez les Aïnos du Japon, les Dzouganes et les Tarentchis de l'Asie centrale; chez les Arabes, les Marocains et les Tunisiens (97,5 0/0), les Juifs africains, les Berbers descendants des Lebou, les Corses, les Sardes, les Maltais, les Siciliens, les Italiens, les Hispano-Portugais, les Gitans, les Basques, les Tziganes. En Angleterre, on en rencontre quelques échantillons (44,2 0/0 à Bristol). En Belgique, c'est surtout le Hainaut qui se distingue par une prédominance de l'élément foncé. Onze cantons y forment un

4

groupe serré ne dépassant pas 35 pour 100 de blonds. De même le canton d'Ostende semble faire tache au milieu de ses voisins par la grande proportion du type brun. Il en est de même pour les parties maritimes des cantons voisins, et l'élément foncé continue à s'étendre le long de la côte française, où il est très reconnaissable, à Boulogne par exemple. Toute la lisière flamande du côté wallon, et spécialement les cantons méridionaux de la Flandre occidentale, sont pénétrés plus ou moins du type foncé.

D'après la grande statistique de Virchow, le type brun se rencontre 1 fois sur 6 dans l'Europe centrale, et prévaut à mesure que l'on s'avance vers le sud. En plus, Virchow signale une traînée presque continue de bruns qui s'étend de Lech à Leitha, à travers toute la Bavière et l'Autriche.

Enfin M. Soren-Hansen parle des cheveux et des yeux des Groenlandais orientaux comme étant d'un noir absolu ou certains de couleur très brune. Les yeux, dit-il, sont toujours très bruns avec peu de nuances, et, parmi tous les individus qu'il a examinés, il n'y avait qu'une exception : une femme aux yeux bleus.

Nous avons dit que c'est en 1889 que M. Topinard put publier, d'une façon complète, le tableau de la répartition de la couleur en France. Avant lui, Broca et Beddoë avaient fait des travaux sur cette matière; mais leurs résultats reposaient sur des observations bien moins nombreuses, leurs méthodes d'investigation étaient moins précises, et leurs nomenclatures moins bien établies.

M. Topinard dressa des listes dans lesquelles il fixait la désignation des couleurs d'une manière claire et saisissable pour tous. Il envoya ses listes dans tous les départements à toutes les personnes capables et désireuses de l'aider. Pour avoir des données plus certaines, il recommanda à ses auxiliaires de ne s'adresser qu'aux adultes, pour éviter les erreurs résultant du changement de couleur observé si souvent chez les enfants, à mesure qu'ils grandissent. C'était une grande amélioration, comparativement au procédé de Virchow, qui s'était adressé surtout aux enfants des écoles, pour établir ses statistiques.

M. Topinard divise les couleurs des yeux en trois groupes :

1° Bleus et clairs de toutes nuances ;

2° Intermédiaires et incertains ;

3° Bruns et foncés de toutes nuances.

En plus, il recommande d'examiner le sujet bien en face, dans un lieu suffisamment éclairé et à la distance d'un mètre environ.

Le nombre des observations qu'il a ainsi recueillies s'élève à 200,000.

Or voici les résultats qu'il obtint :

« On constate, dit-il, que la France est divisée en deux zones : l'une, au nord-est, blonde, ou relativement blonde, et l'autre, au sud-ouest, brune ou relativement brune, par une ligne irrégulière dont la direction moyenne s'étend de la Savoie à l'extrémité du Finistère. De la zone blonde se détachent deux poussées de départements qui descendent au sud et pénètrent plus ou moins dans la zone brune : la première longe la rive gauche du Rhône et comprend l'Isère, la Drôme et Vaucluse ; la deuxième part du Loiret, et par le Cher et la Creuse arrive au cœur du massif central de la France. Dans la zone blonde du nord-est, les plus blonds se répartissent en trois masses : la première avoisinant le littoral de la Manche et comprenant tous les départements du Nord jusqu'à la Manche et tous ceux en arrière jusque vers Beauvais d'une part et Chartres de l'autre ; la seconde méritant le nom de groupe champenois et allant des Ardennes et de la Meuse à la Haute-Marne ; la troisième méritant le nom

de groupe frontière, s'étendant de l'Alsace-Lorraine au Jura
et à l'Ain inclusivement.

Dans la zone brune du sud-ouest, les départements les plus
foncés se groupent également de trois façons. Un premier
groupe très net mérite le nom de ligure et va des Alpes-Ma-
ritimes aux Bouches-du-Rhône, et comprend la Corse, qui,
avec le Var, en est le département le plus accentué. Il donne
la main au second centre, qui longe les Pyrénées et semble
avoir pour foyer d'irradiation les Basses-Pyrénées. De cet
endroit, il envoie par les Landes et le Gers un prolonge-
ment vers le Nord-est, qui comprend successivement le Lot,
le Lot-et-Garonne, le Cantal et le Puy-de-Dôme. Le troisième centre, plus modeste, répond de la façon la plus inat-
tendue à la Vendée, s'étendant aux Deux-Sèvres et au
delà. »

En comparant la couleur des yeux et des cheveux, « il
ressort nettement que l'on peut, dans un département, avoir
une prédominance contraire par les cheveux, et réciproque-
ment. Ainsi dans l'Ain, la Haute-Vienne, les Côtes-du-Nord,
la Charente-Inférieure, on est plus ou moins brun par les
cheveux et plus ou moins blond au contraire par les yeux. »

PROPORTIONS POUR 100 AU TOTAL DES CAS RECUEILLIS PAR
DÉPARTEMENTS.

| Nos D'ORDRE | YEUX | | | CHEVEUX | | |
|---|---|---|---|---|---|---|
| | foncés | clairs | bleus seuls | foncés | clairs | blonds seuls |
| 1 Manche........ | 17.5 | 48.3 | 34.6 | 28.7 | 28.1 | 25.8 |
| 2 Morbihan...... | 13.6 | 39.9 | 29.2 | 27.7 | 22.0 | 17.9 |
| 3 Seine-Infᵉʳᵉ .... | 19.2 | 43.4 | 28.6 | 30.5 | 24.8 | 21.8 |
| 4 Calvados....... | 17.4 | 47.3 | 31.3 | 35.0 | 23.3 | 20.9 |
| 5 Pas-de-Calais... | 20.4 | 37.1 | 23.9 | 29.4 | 23.8 | 21.7 |
| 6 Nord.......... | 22.9 | 40.1 | 27.2 | 33.5 | 27.2 | 24.4 |
| 7 Belfort........ | 18.7 | 39.9 | 28.2 | 32.3 | 21.8 | 20.5 |
| 8 Alsace-Lorraine. | 22.3 | 39.5 | 28.9 | 35.6 | 27.1 | 25.0 |
| 9 Eure........... | 19.9 | 44.3 | 30.2 | 35.5 | 19.8 | 18.4 |

| Nos D'ORDRE | YEUX | | | CHEVEUX | | |
|---|---|---|---|---|---|---|
| | foncés | clairs | bleus seuls | foncés | clairs | blonds seuls |
| 10 Meuse......... | 22.1 | 39.9 | 25.2 | 33.8 | 22.6 | 20.9 |
| 11 Jura........... | 22.5 | 43.6 | 31.4 | 39.4 | 24.4 | 22.8 |
| 12 Eure-et-Loir.... | 23.0 | 38.1 | 23.4 | 34.1 | 24.2 | 22.0 |
| 13 Vosges ........ | 23.1 | 40.7 | 26.4 | 37.1 | 24.5 | 22.8 |
| 14 Ardennes ...... | 23.9 | 41.4 | 26.6 | 34.0 | 22.3 | 20.3 |
| 15 Aube......... | 22.3 | 40.2 | 20.5 | 35.9 | 22.4 | 19.7 |
| 16 Oise......... | 21.6 | 40.0 | 27.6 | 33.4 | 19.2 | 17.0 |
| 17 Orne ...... | 28.4 | 36.9 | 20.5 | 34.5 | 28.0 | 24.6 |
| 18 Marne (Hte-)... | 22.0 | 41.3 | 24.2 | 39.7 | 19.9 | 18.5 |
| 19 Ain ......... | 16.0 | 48.9 | 21.5 | 47.2 | 14.6 | 13.0 |
| 20 Marne........ | 25.5 | 40.0 | 24.2 | 39.0 | 22.2 | 19.2 |
| 21 Doubs ....... | 24.2 | 39.8 | 28.7 | 41.9 | 21.8 | 10.0 |
| 22 Somme ....... | 23.3 | 34.2 | 22.4 | 35.3 | 20.6 | 17.6 |
| 23 Drôme........ | 21.0 | 39.9 | 22.6 | 40.1 | 16.5 | 14.7 |
| 24 Mayenne ..... | 23.6 | 40.3 | 17.3 | 39.1 | 17.6 | 16.0 |
| 25 Meurthe-et-Moselle.... | 27.4 | 39.1 | 25.5 | 41.1 | 22.1 | 19.4 |
| 26 Cher ......... | 23.9 | 32.7 | 20.9 | 38.4 | 17.7 | 16.6 |
| 27 Finistère....... | 24.3 | 40.4 | 22.8 | 44.5 | 18.6 | 13.3 |
| 28 Aisne......... | 26.3 | 38.7 | 25.3 | 39.6 | 19.8 | 18.0 |
| 29 Savoie........ | 28.3 | 41.0 | 28.2 | 51.5 | 24.5 | 22.0 |
| 30 Loiret. ...... | 27.2 | 37.2 | 24.1 | 38.6 | 19.2 | 16.6 |
| 31 Nièvre....... | 26.1 | 35.2 | 22.6 | 36.8 | 18.5 | 17.2 |
| 32 Savoie (Hte-) ... | 30.7 | 40.6 | 25.1 | 42.6 | 21.7 | 18.9 |
| 33 Seine-et-Oise ... | 27.1 | 37.7 | 22.7 | 40.8 | 20.9 | 18.0 |
| 34 Vaucluse....... | 34.0 | 24.9 | 14.8 | 40.4 | 35.6 | 34.6 |
| 35 Creuse........ | 31.1 | 39.9 | 25.6 | 49.1 | 25.7 | 23.6 |
| 36 Charente-Infre .. | 21.0 | 36.9 | 21.5 | 45.4 | 14.3 | 12.4 |
| 37 Saône (Hte-).... | 29.0 | 36.4 | 25.1 | 42.2 | 19.7 | 18.0 |
| 38 Sarthe ....... | 32.5 | 36.6 | 22.5 | 39.7 | 20.3 | 15.7 |
| 39 Seine-et-Marne . | 27.1 | 35.3 | 22.0 | 44.6 | 19.1 | 16.9 |
| 40 Yonne........ | 22.1 | 33.9 | 21.4 | 41.7 | 13.6 | 12.1 |
| 41 Côtes-du-Nord.. | 20.9 | 33.5 | 21.2 | 44.4 | 13.5 | 11.4 |
| 42 Isère. ........ | 28.3 | 32.9 | 18.6 | 41.3 | 18.7 | 16.1 |
| 43 Seine........ | 30.7 | 31.4 | 21.3 | 37.5 | 19.1 | 17.3 |
| 44 Saône-et-Loire.. | 26.8 | 30.7 | 20.1 | 41.3 | 17.3 | 15.6 |
| 45 Ille-et-Vilaine .. | 25.0 | 32.4 | 21.6 | 42.1 | 15.0 | 13.4 |
| 46 Loire (Hte-)..... | 30.4 | 31.3 | 21.2 | 51.8 | 14.1 | 12.6 |
| 47 Indre........ | 27.0 | 33.4 | 17.5 | 40.1 | 14.8 | 13.4 |
| 48 Allier......... | 26.8 | 24.7 | 17.3 | 41.3 | 16.6 | 14.3 |
| 49 Côte-d'Or...... | 22.1 | 29.9 | 18.9 | 49.6 | 14.2 | 12.8 |
| 50 Loire........ | 32.0 | 31.8 | 21.7 | 41.3 | 17.1 | 15.8 |
| 51 Alpes (Htes-) .... | 21.6 | 29.6 | 14.4 | 49.9 | 12.6 | 10.6 |
| 52 Rhône........ | 28.0 | 31.5 | 20.1 | 42.9 | 14.3 | 13.6 |
| 53 Maine-et-Loire,. | 25.5 | 29.7 | 14.1 | 39.6 | 11.7 | 9.6 |
| 54 Charente....... | 28.2 | 31.4 | 20.9 | 47.3 | 14.5 | 12.7 |
| 55 Lozère........ | 35.4 | 31.7 | 21.5 | 52.1 | 21.0 | 17.3 |

| Nᵒˢ D'ORDRE | YEUX | | | CHÉVEUX | | |
|---|---|---|---|---|---|---|
| | foncés | clairs | bleus seuls | foncés | clairs | blonds seuls |
| 56 Dordogne...... | 28.4 | 27.7 | 15.9 | 46.0 | 16.0 | 13.8 |
| 57 Vienne........ | 26.7 | 28.3 | 14.3 | 44.3 | 13.6 | 12.1 |
| 58 Loir-et-Cher.... | 33.4 | 27.5 | 15.3 | 42.2 | 17.6 | 14.9 |
| 59 Alpes(Basses-).. | 23.3 | 30.7 | 16.9 | 52.8 | 11.2 | 9.1 |
| 60 Indre-et-Loire.. | 28.7 | 27.5 | 15.8 | 42.4 | 14.3 | 11.9 |
| 61 Tarn.......... | 30.7 | 25.6 | 16.7 | 44.4 | 17.2 | 15.0 |
| 62 Vienne (Hᵗᵉ-)... | 28.4 | 27.0 | 17.4 | 45.9 | 14.9 | 13.3 |
| 63 Tarn-et-Garonne | 29.3 | 27.4 | 16.0 | 47.4 | 15.6 | 13.7 |
| 64 Loire-Infʳᵉ..... | 30.8 | 29.8 | 16.0 | 43.0 | 12.7 | 10.5 |
| 65 Aveyron....... | 33.3 | 25.5 | 17.3 | 47.2 | 14.2 | 12.6 |
| 66 Corrèze....... | 36.0 | 32.4 | 22.0 | 49.5 | 13.4 | 11.5 |
| 67 Gironde....... | 34.5 | 30.0 | 17.3 | 50.0 | 14.0 | 13.0 |
| 68 Deux-Sèvres... | 31.5 | 30.2 | 17.0 | 51.1 | 12.3 | 10.5 |
| 69 Ardèche....... | 34.2 | 27.1 | 17.4 | 49.1 | 14.4 | 13.3 |
| 70 Vendée........ | 32.6 | 29.2 | 17.2 | 51.7 | 12.8 | 10.4 |
| 71 Hérault....... | 33.3 | 29.9 | 16.8 | 54.3 | 13.0 | 11.8 |
| 72 Cantal........ | 33.4 | 25.9 | 18.1 | 50.5 | 14.5 | 13.2 |
| 73 Lot-et-Garonne. | 36.9 | 25.8 | 16.2 | 51.2 | 15.5 | 13.5 |
| 74 Aude......... | 27.6 | 23.8 | 12.7 | 46.9 | 10.6 | 9.3 |
| 75 Landes........ | 34.3 | 25.1 | 10.6 | 52.8 | 13.7 | 11.2 |
| 76 Puy-de-Dôme.. | 29.5 | 30.0 | 18.8 | 48.8 | 14.1 | 12.3 |
| 77 Gers......... | 41.6 | 23.0 | 11.3 | 50.0 | 18.5 | 15.4 |
| 78 Garonne (Hᵗᵉ-).. | 36.0 | 22.0 | 14.5 | 49.0 | 14.8 | 14.2 |
| 79 Pyrénées (Bˢˢˢˢ-) | 41.1 | 25.4 | 14.7 | 57.0 | 16.5 | 15.3 |
| 80 Pyrénées (Hᵗᵉˢ-). | 38.5 | 26.2 | 13.4 | 57.8 | 14.4 | 11.2 |
| 81 Gard...'..... | 35.0 | 22.6 | 14.4 | 48.6 | 13.0 | 11.3 |
| 82 Bouches-du-Rhône.... | 56.7 | 25.7 | 16.2 | 58.4 | 13.0 | 11.4 |
| 83 Pyrénées-Orientales.... | 36.5 | 31.2 | 14.0 | 57.6 | 8.7 | 7.7 |
| 84 Lot.......... | 33.7 | 25.0 | 16.7 | 57.9 | 11.4 | 10.8 |
| 85 Ariège........ | 38.9 | 21.3 | 11.8 | 54.8 | 13.5 | 12.3 |
| 86 Alpes-Maritimes | 58.9 | 26.2 | 16.8 | 61.6 | 10.2 | 9.3 |
| 87 Corse......... | 35.9 | 25.4 | 12.7 | 65.3 | 6.7 | 6.1 |
| 88 Var.......... | 35.7 | 19.6 | 10.0 | 63.9 | 5.9 | 5.7 |

Nous n'insisterons pas davantage sur l'exposé des travaux publiés sur cette intéressante question, nous contentant d'avoir donné ce rapide aperçu des connaissances que l'anthropologie fournit sur le sujet. Nous ne nous arrêterons pas non plus sur le grand nombre de combinaisons auxquelles peuvent donner lieu les couleurs associées des cheveux et des

yeux. Tel aura des yeux très noirs et des cheveux blonds ; tel
autre aura des cheveux très foncés agrémentés d'yeux bleus.
Chacun a pu rencontrer de ces cas, dus certainement à des
influences héréditaires et ataviques difficiles souvent à démêler. On sait aussi que certains individus peuvent aussi
avoir un iris absolument bleu et un iris foncé, ou deux iris de
même couleur, mais de tons différents. Nous avons pu examiner dernièrement un jeune homme ayant des cheveux roux,
portant sur le sommet de la tête une touffe de cheveux absolument noirs et dont les iris étaient, l'un vert et l'autre brun
foncé. Enfin nous avons connu, à Lyon, le fils d'un négo-
ciant de cette ville, dont les cheveux étaient couleur châtain
foncé et dont l'iris droit était très brun, mais l'œil gauche se
trouvait divisé, au point de vue de la coloration, en deux
parties égales : la plus interne, comprenant le segment de
l'iris et la moitié des cils, était brune, et l'externe, comprenant
la moitié correspondante de l'iris et des cils, était blonde.
Ces deux exemples montrent clairement combien peut être
variable le mode de transmission des couleurs dans les mélanges de blonds et de bruns ; ces deux individus affirmaient,
en effet, tous les deux, avoir eu des ascendants blonds et
bruns.

Peut-être le second cas rentrait-il dans la catégorie de ce
qu'on a appelé les yeux vairons. On sait que les yeux vairons
sont caractérisés par la décoloration anormale, d'origine congénitale ou pathologique, de tout l'iris, ou plus souvent d'une
de ses parties. L'iris est recouvert d'une ou de plusieurs taches, soit blanches, soit teintées de bleu ou de vert. Cette
anomalie, fréquente chez certains mammifères, tels que le
cheval et surtout le chien, se rencontre assez rarement chez
l'homme. On l'a signalée chez les Fuégiens, mais sans savoir
ce qui la cause. Nous pensons que ces taches sont les vestiges d'un albinisme partiel.

L'albinisme est une particularité assez curieuse pour que nous nous arrêtions un peu sur sa description. De tous temps, les savants l'ont étudié avec curiosité, et sa production était regardée comme un fait bizarre. On raconte que l'empereur Montezuma avait des albinos à sa cour, comme certaines têtes couronnées européennes avaient autrefois des nains et des fous à la leur. Certaines peuplades sauvages tuent les albinos, qu'elles considèrent comme le résultat de la colère divine ; d'autres leur accordent un caractère sacré et les vénèrent à l'égal des saints.

L'albinisme a été divisé en : général et complet — général et incomplet — partiel. Geoffroy Saint-Hilaire le divisait en général (albinisme proprement dit — ou partiel (vitiligo) — parfait ou imparfait sur les points atteints.

Certains auteurs, tels que Child, le considèrent comme une singularité individuelle, ne comportant aucun état maladif. Pour d'autres, l'albinisme est un retour des nègres vers leurs formes antérieures blanches ; pour d'autres, la preuve du procédé par lequel, un beau jour, aurait pris naissance l'homme blanc aux dépens de son précurseur le nègre ; d'autres, enfin, ont pensé que l'albinisme était un état pathologique spécial, dont les causes, d'ailleurs, ne sont pas nettement déterminées. Il est très probable que c'est cette dernière opinion qui est la vraie. En effet, les albinos ont généralement une santé mauvaise : ils sont chétifs, anémiques, misanthropes, n'atteignent guère la vieillesse et sont d'ailleurs incapables de soutenir la lutte pour l'existence et de donner naissance à une race prospère. Aristote soutient que les albinos sont nécessairement moins robustes que les autres, et de nombreux voyageurs affirment que les nègres atteints d'albinisme sont plus sujets que les autres aux maladies.

On rencontre des albinos dans toutes les races. On citait autrefois, comme formant de véritables peuplades, les étran-

ges individus connus sous le nom d'albinos dans l'Amérique
centrale, de Yeux de lune dans l'Amérique du Sud, de Don-
dos au Congo, de Beddas à Ceylan, de Kakrelas à Java, de
Blafards, de Nègres blancs. Dans certaines populations et
dans certaines conditions de milieu, ils sont très nombreux :
par exemple chez les Monbouttous de Scheinfurth. On cite des
peuples, tels que les Yuracarès de l'Amérique du Sud,
qui vivent dans des forêts presque impénétrables aux rayons
du soleil, et chez lesquels l'albinisme est fréquent. M. le docteur Louis Vincent signale plusieurs cas d'albinisme complet
chez les nègres du Gabon.

L'albinisme général et complet se manifeste par les caractères extérieurs suivants : l'œil a l'aspect d'un globe de lampe
dépoli ; une couleur rouge diffuse y remplace la coloration
normale de l'iris et de la pupille. Les poils et les cheveux sont
blancs ; la peau elle-même est décolorée. L'albinos craint la
lumière et la fuit ; il voit mieux lorsque le jour baisse ; il semble myope, quelquefois il louche et fait mouvoir continuelle-
ment son œil, comme les sujets atteints de nystagmus.

L'albinisme imparfait est caractérisé par une atténuation
de ces caractères. Chez les nègres, il se manifeste par une
peau plus ou moins claire, café au lait, cuivrée, des yeux bleus
ou verts, des cheveux jaunâtres ou rougeâtres, quelquefois
blonds. L'albinisme imparfait se remarque mieux et plus souvent chez les nègres et les jaunes, précisément à cause de la
coloration habituelle de leur peau, et surtout parce que, le
réseau muqueux de Malpighi fonctionnant davantage, cette
anomalie a plus de chances de se produire.

Quant à l'albinisme partiel ou vitiligo, il peut être congé-
nital, ou acquis et progressif. Il est plus fréquent dans les
races pigmentées, pour le motif que nous avons indiqué. Le
vitiligo peut être très localisé : il est alors héréditaire avec
une grande ténacité ; on cite des exemples d'une mèche blan-

che, solitaire, au milieu de la tête, se léguant de génération en génération.

Bien des savants ont cherché à déterminer les causes et le mode de décoloration de l'œil dans l'albinisme. En 1784, Buzzi, et plus tard Wharton Jones, Bruecke, Robin, Wecker, étudièrent les diverses modifications apportées à la coloration de l'iris et du fond de l'œil. Broca a démontré que la coloration de l'iris ne dépend pas seulement de la quantité de pigment qui existe dans l'œil, mais encore et dans une large proportion de la structure et de l'épaisseur de l'iris. D'après Manz, l'albinisme est le résultat d'un défaut de nutrition dans la vie fœtale. Certains observateurs ont constaté, en effet, que, chez les albinos, la sclérotique est en général très mince et que la membrane pupillaire persiste souvent, confirmant ainsi l'hypothèse de Manz, d'un arrêt de développement de l'organe.

L'aspect extérieur de l'œil albinos tient à toutes ces causes. En outre de la dépigmentation partielle ou totale de l'iris, il faut tenir compte du manque d'épaisseur de la sclérotique, et de la raréfaction des fibres de l'iris, signalée par Broca. Cette raréfaction peut être telle, souvent, que l'iris est comme rempli de nombreuses lacunes, sortes de petites pupilles accessoires, à travers lesquelles passe la lumière, provoquant ainsi, chez l'albinos, une photophobie assez marquée, et donnant à l'iris cette teinte rosée caractéristique. L'aspect rosé est d'autant plus prononcé, que la choroïde très fine est généralement dépourvue elle-même de pigment, en partie ou en totalité, et est colorée en rouge. Les nombreux rayons lumineux qui pénètrent dans l'œil, à travers un iris mal conformé, ne sont donc plus absorbés par le pigment absent de la choroïde, après avoir impressionné la rétine, et donnent au globe oculaire ce reflet spécial dont nous avons parlé.

En résumé, il faut considérer l'albinisme comme une véri-

table maladie : ce serait une erreur, à notre avis, de le prendre
pour une exagération du type blond, ou comme une persistance, dans l'âge adulte, du type enfantin. On sait en effet
que, lorsque l'enfant vient au monde, ses yeux sont bleus ou
gris de feu, c'est-à-dire peu colorés. Avec l'âge, la pigmentation s'accuse et finit par demeurer fixe. Mais, chez l'enfant,
nous ne trouvons pas les troubles spéciaux que nous avons
cités chez l'albinos, ni les vices de conformation du globe
oculaire que nous connaissons.

Il ne nous reste plus, pour terminer ce chapitre, qu'à citer
les réflexions suggérées à M. de Candolle, par des statistiques faites en Allemagne et en Amérique, sur l'influence des
types de coloration, au point de vue de la santé et de la force.
Il en résulterait que les races blondes seraient moins vigou-
reuses que les races brunes. Dans les deux règnes organisés,
le pigment est un indice de force, parce qu'il résulte d'une
élaboration plus complète par les tissus.

Dans le règne animal et dans le règne végétal, les types
colorés ont plus de résistance que les types peu pigmentés ;
quand le pigment manque totalement, comme chez les plantes
étiolées et les albinos, la faiblesse est extrême. « La race
blanche, dans l'espèce humaine, présente à beaucoup d'égards
une infériorité physique relativement aux races colorées, mais
elle a en compensation une activité intellectuelle plus grande,
à cause probablement de la nécessité pour les faibles de lut-
ter au moyen de l'intelligence. Il se pourrait, d'après cela,
que les types ou sous-races les moins colorés dans la race
blanche, dont la santé paraît un peu inférieure, aient la compensation de certaines facultés intellectuelles plus développées.
C'est là ce que l'on pourrait savoir en étudiant des groupes
limités d'individus des deux types soumis aux mêmes conditions de climat, d'alimentation, et en général d'influences
extérieures. »

# CHAPITRE V

## RÉFRACTION. — PATHOLOGIE

L'ophtalmoscopie et l'étude de la réfraction n'ont pas rendu de grands services à l'anthropologie. Les savants ont un peu négligé ce côté si intéressant de la question, ne s'attachant à étudier l'œil qu'au point de vue de son aspect extérieur. Et pourtant l'ophtalmoscopie paraît devoir fournir à l'anthropologiste des renseignements plus intéressants qu'on ne pourrait le croire de prime abord.

Le cerveau, dont les anomalies et les états pathologiques liés aux processus psychiques ont exercé à un si haut point la curiosité des anthropologistes, se reflète en quelque sorte sur la rétine. L'œil est le seul point de l'économie où l'on peut entrer en relation immédiate avec l'encéphale, par une de ses expansions, la rétine. L'étude de la filiation d'un sujet ne peut-elle pas trouver aussi un précieux auxiliaire dans l'examen approfondi de l'œil ? La détermination de ces grands problèmes de l'hérédité, du mélange de deux races, des effets de la consanguinité, pourrait trouver là de sérieuses données. Enfin, nous avons vu combien différents étaient les yeux au point de vue de leur couleur, de leur constitution et de la structure des parties qui les entourent. Quelle est l'influence de toutes ces particularités sur les milieux de l'œil, sur les indices de réfraction, indices liés souvent à la déformation d'une ou de plusieurs parties du globe oculaire ? Il est regrettable que les savants aient laissé dans l'ombre plusieurs de ces points. Il est vrai que ces recherches très délicates nécessitent des connaissances toutes spéciales et un outillage approprié, et, s'il est possible de les mettre à profit chez nous, nous reconnaissons qu'il est beaucoup plus difficile de s'en servir, chez les peuples moins civilisés ou habitant des contrées très lointaines. Pourtant nous ne désespérons pas de voir un jour les documents se multiplier et se compléter, et des statistiques, sévèrement contrôlées, venir confirmer des hypothèses encore peu certaines.

Il faut remonter au moins jusqu'à Boerhave pour trouver exprimée pour la première fois l'opinion d'après laquelle il existerait une relation entre la forme du crâne et les indices de réfraction de l'œil.

Emmert (de Berlin) essaya de démontrer l'existence d'un rapport entre la profondeur des orbites et l'indice céphalique. En 1881, Sormani, surpris de ce que le nombre des conscrits exemptés pour cause de myopie ne correspondait pas avec le degré d'instruction, mais se trouvait plus élevé souvent dans les endroits où l'instruction était moins répandue, frappé de ce fait que le Midi est le pays des dolichocéphales, comparativement au Nord, où règne plutôt la brachycéphalie, pensa qu'il pouvait exister un rapport entre l'indice céphalique et la profondeur des orbites, et que cette profondeur pouvait avoir quelque influence sur l'acuité visuelle.

Les recherches de M. Amadei confirmèrent pleinement l'opinion de Sormani. M. Bosco, examinant 111 individus dont il connaissait la réfraction oculaire, conclut, lui aussi, à l'existence certaine d'un rapport entre la profondeur des orbites et l'indice de réfraction.

Il montra que l'hypermétropie est en rapport avec la bra-

chycéphalie, que la myopie est rare chez les sujets fortement brachycéphales, et très fréquente, au contraire, chez les
sujets dolichocéphales; quant aux sujets emmétropes, leur
indice céphalique est à peu près le même que celui des myopes; mais il est inférieur de beaucoup à celui des hypermétropes : ce qui s'explique, si on admet que beaucoup d'yeux
myopes étaient primitivement emmétropes. Il est d'ailleurs
facile de se rendre compte d'un fait, c'est que, dans les cas
où l'on trouve sur un individu un œil emmétrope et un œil
myope, ce dernier appartient au côté du front le plus proé-
minent; et l'on sait que, dans l'anisométropie congénitale
coïncidant avec une asymétrie exagérée du crâne, le front
proémine du côté de l'œil dont le type de réfraction est le
plus élevé. Le docteur Horner cite des individus extrêmement
myopes, dont le rapprochement des deux yeux, l'étroitesse du
front et du crâne étaient surprenants.

En 1888, Stilling faisait part au Congrès de Heïldeberg du
résultat de ses études sur les relations de la forme du crâne
et de l'acuité visuelle. Cet ophtalmologiste a mesuré la hauteur
de l'orbite dans un grand nombre de cas, et il a trouvé généralement que le plafond de l'orbite est bas chez les myopes,
plus élevé chez les hypermétropes. Les premiers ont un
visage large; les autres un visage plutôt étroit et allongé.
M. Stilling a pu observer ces deux types assez accusés dans
la Haute et la Basse-Alsace, où dans le type au visage large
on rencontre beaucoup plus de myopes que dans l'autre.

N'y aurait-il pas là une des causes qui expliqueraient la fréquence si grande des myopes dans la race jaune qui est remarquable par la largeur de la face ?

Quoi qu'il en soit, Stilling attribue à l'abaissement du plafond de l'orbite la production de la myopie dans bien des
cas, et il pense que l'allongement du globe oculaire, produi-

sant la myopie, est dû à la pression des muscles sur l'œil. Selon lui, le plus actif des muscles, dans ce sens, est le grand oblique, à partir de sa portion de réflexion jusqu'à son insertion. Le grand oblique a une action d'autant plus grande que le plafond de l'orbite est plus bas, et le fait presser davantage sur le globe oculaire.

Des recherches ont été faites en France pour connaître la répartition de la myopie. MM. Devot et Boudin firent une statistique dans ce but, de 1837 à 1849. Puis M. Sistach, médecin-major à Douai, publia ses travaux sur les infirmités des conscrits, de 1850 à 1858. Il joignit à ses considérations des cartes représentant les départements où les diverses infirmités prédominaient. Sur la carte représentant la répartition de la myopie, on voit que la péninsule armoricaine se fait remarquer par un nombre très minime de myopes, tandis que l'ancienne Provence présente beaucoup de conscrits atteints de cette anomalie. On remarque un autre groupe de départements, situés au nord des Cévennes, à l'ouest du Rhône, où les myopes sont également très peu nombreux. Voici quelques chiffres, pris parmi les départements extrêmes :

| | |
|---|---|
| Hautes-Pyrénées . . . . . | 376 |
| Pyrénées-Orientales . . . | 394 |
| Hautes-Alpes. . . . . . . | 538 |
| Basses-Alpes. . . . . . . | 633 |
| Var . . . . . . . . . . . | 670 |
| Bouches-du-Rhône . . . . | 1181 |

Tandis qu'on trouve :

| | |
|---|---|
| Morbihan . . . . . . . . | 113 |
| Finistère. . . . . . . . . | 97 |
| Côtes-du-Nord . . . . . . | 59 |

M. Boudin, analysant les résultats publiés par Sistach, accorde une grande part à l'hérédité, à l'influence de la race, dans l'étiologie de la myopie.

Gosse, au contraire, croit qu'une des causes principales de la myopie est l'altitude, car, selon lui, il n'y a pas de myopes dans les montagnes de la Suisse, tandis qu'il y en a un bon dans les plaines et les vallées.

En France, cette cause n'est pas admissible, car la distribution de la myopie ne semble pas en rapport avec l'altitude des pays où elle domine.

En 1892, M. Nimier lisait à la Société d'ophtalmologie de Paris un remarquable travail, dans lequel il faisait part de ses recherches sur la répartition géographique de la myopie en France. D'après les statistiques de cet auteur, il résulte que les 25 départements les plus riches en myopes se groupent les uns dans le sud et surtout le sud-ouest, les autres dans le nord et le nord-est.

Dans le groupe sud, on trouve une proportion de myopes qui oscille de 1,477 à 714 sur 100,000 : Gard, Bouches-du-Rhône, d'une part, Gironde, Landes, de l'autre; et entre eux, Haute-Garonne, Pyrénées-Orientales, Aude, Tarn-et-Garonne.

Dans le groupe du nord, on relève, avec une proportion oscillant de 1,056 à 590 : Oise, Nord, Ardennes, Meuse, Meurthe-et-Moselle, Vosges, auxquels se rattachent : Somme, Seine-Inférieure, Seine, Nièvre, Aube, Yonne, Doubs. Les trois derniers départements de cette série sont isolés dans l'Ouest : Manche, Loire-Inférieure, Indre-et-Loire.

Quant aux départements les plus pauvres en myopes, ils constituent :

1° Dans l'ouest, un groupe en Bretagne : Morbihan, Ille-et-Vilaine, Mayenne;

2° Dans l'est, un groupe presque systématique du précédent : Haut-Rhin, Côte-d'Or, Haute-Saône;

3° Dans le sud-est, un groupe plus nombreux, occupant le bassin du Rhône : Isère, Ardèche, Ain, Hautes-Alpes, Var, Basses-Alpes, Savoie, Drôme et la Corse ;

4° Les autres départements, de la même série pour la pluplart, forment une région qui, limitrophe des départements du sud-est, s'étale dans le centre de la France, descendant dans les bassins de la Loire et de la Garonne ; ce sont : Cantal, Vienne, Lot, Dordogne, Allier, Loir-et-Cher, Loire, Charente-Inférieure, Indre, Aveyron, Drôme, Haute-Loire ;

5° Enfin, l'on trouve englobés dans les groupes de départements riches en myopes, au nord : l'Eure et l'Aisne ; au sud-ouest, le Gers et l'Ariège.

En comparant les résultats de M. Nimier avec ceux obtenus par MM. Devot et Boudin, on trouve que la proportion des myopes s'est élevée :

1° Dans les départements limitrophes des frontières suisse, allemande et belge (sauf Jura, Haut-Rhin, Aisne) ;

2° Dans les départements du littoral de la Manche et de l'Océan (sauf Eure, Ille-et-Vilaine, Morbihan, Vendée) ;

3° Dans les départements de la frontière espagnole, l'Ariège excepté ;

4° Dans la plupart des départements du bassin de la Loire et un certain nombre de ceux de la Seine.

La moitié sud de la France est relativement plus favorisée que la moitié nord ; en particulier, dans le bassin du Rhône, on relève une diminution de la myopie chez les conscrits des départements qui longent l'ancienne frontière italienne.

L'opinion de Boudin, donnant à l'influence de la race une place beaucoup plus grande qu'à l'influence géographique dans la variation des proportions d'un département à l'autre, se trouve vérifiée par les recherches de M. Nimier. Voici d'ailleurs ce que M. Lagneau écrivait en 1879, d'après les données fournies par Devot et Boudin, et qui trouve encore sa confir-

mation dans les travaux de M. Nimier : « Sauf quelques exceptions, d'une manière générale, la myopie paraît beaucoup
plus fréquente dans la partie de la France située au sud de
la Durance, du Tarn et de la Gironde, vaste région jadis principalement occupée par les descendants des Ligures et par les
Aquitains de race ibérienne, que dans les régions plus sep-
tentrionales anciennement habitées par les Celtes. Sans donner autant de myopes que les départements du midi et en particulier du sud-est, à la Gaule-Belgique, jadis peuplée en
partie de Belges et de Francks, d'origine germanique, et
d'une partie de la Normandie, partiellement habitée par les
descendants de Scandinaves, correspond un groupe de départements qui compteront plus de myopes que la plupart de
ceux du centre et surtout du nord-ouest de la France, ayant
jadis fait partie de la Celtique.

Si dans chacune des régions du nord-ouest, du centre, du
nord-est et du midi, principalement habitées par les descendants de Celtes, de Belges-Normands, d'Aquitains-Ligures,
on réunit la plupart des départements présentant une certaine uniformité dans la proportion des exemptés pour myopie, ou se trouvant plus ou moins à proximité les uns des autres dans la série statistique des exemptions pour cette infir-
mité, on reconnaît que, sur 100,000 examinés, la moyenne est
de 151 myopes dans les départements armorico-bretons du
nord-ouest principalement peuplés de Celtes, de 189 dans les
départements celtiques du centre, de 391 dans ceux belges-
normands du nord-est, et de 517 dans ceux aquitains-ligures
du midi. Bornons-nous à remarquer que, d'une manière générale, il semble que les descendants des anciens Celtes présentent moins de myopes que les descendants des anciens Belges
et Germains, et surtout que ceux des anciens Aquitains et
Ligures. »

Il semble que l'immigration contemporaine des peuples voisins joue aussi un rôle dans la production et l'augmentation de la myopie dans certains de nos départements. En effet, il ressort que ce sont les départements frontières, où le nombre des étrangers est le plus grand, qui ont vu leur proportion de myopes augmenter le plus.

Dans le nord, les Belges, dans l'est, les Allemands et les Suisses, dans le sud-ouest, les Espagnols, semblent avoir été la cause de cette augmentation par leur immigration. Pourtant, on n'en pourrait pas dire autant des Italiens, qui sont venus surtout dans la vallée du Rhône, précisément l'une des régions favorisées par son petit nombre de myopes.

L'influence de la race semble d'autant plus évidente dans cette matière, qu'on lit les observations de M. Parent, relatives à l'hérédité de la myopie. Sur 330 enfants myopes, M. Parent a trouvé des antécédents héréditaires dans 216 familles, soit 65 pour 100. Dans 20 familles où le père et la mère étaient myopes, comprenant 62 enfants, 47 étaient myopes, soit 72 pour 100. Cette myopie héréditaire présente, d'après M. Parent, certains caractères particuliers, dont l'un, au moins, est intéressant pour les anthropologistes: c'est que, 80 fois sur 100, la myopie se transmet du père à la fille et de la mère au fils, ou des grands-parents aux petits-enfants et dans le même ordre.

Le docteur Javal, le premier, appela l'attention des ophtalmologistes sur l'astigmatisme. Se servant de l'ophtalmomètre qu'il avait fait construire, il arriva à mesurer rapidement et avec précision le rayon de courbure de la cornée et put consigner les observations suivantes : Le rayon est plus petit chez les individus de petite taille; toutes choses égales d'ailleurs, il est souvent plus petit chez les myopes. Le rayon est généralement plus petit dans le méridien vertical que dans l'horizontal, mais le contraire s'observe fréquemment chez les Juifs. Enfin, la position du méridien de courbure minima coïncide parfois, dans les cas d'astigmatisme fort, avec celle de la fente palpébrale; elle se relève du côté externe dans les yeux à la chinoise; elle s'abaisse, au contraire, dans le cas où le grand angle des paupières est plus bas que la caroncule.

En outre, le Dr Javal fut frappé du rapport qui peut exister entre l'asymétrie du crâne et l'astigmatisme à courbure maxima horizontale.

« Une personne, dit-il, présentait une déviation du visage semblable à celle que produirait une pression exercée de haut en bas et de dehors en dedans sur une tête dont les os seraient un peu flexibles; le globe de l'œil offrait manifestement un aplatissement correspondant qui me fit présumer la présence de l'astigmatisme. La mesure optométrique confirma parfaitement le résultat de la simple inspection attentive. »

Donders admet les mêmes conclusions, et M. Wecker, qui compléta les notions fournies par Javal, montra l'intérêt qui s'attache à cette question. « Tous les yeux offrent un certain degré d'astigmatisme. Dans cette anomalie, la cornée présente une différence assez sensible dans la courbure de ses méridiens, le méridien de courbure maxima étant placé perpendiculairement au méridien de courbure minima. Chez nous (France, Angleterre, Allemagne), c'est habituellement le méridien vertical qui a le maximum de courbure. C'est pour cela qu'on a coutume de donner à cet astigmatisme le nom de *conforme à la règle*. Par contre, on dit que l'astigmatisme est contraire à la règle quand l'excès de courbure se trouve dans le méridien horizontal. »

Plus loin, Wecker ajoute : « Pour moi, je suis porté à croire que l'astigmatisme en général dépend d'une configuration déterminée des os du crâne, et que cette configuration est en relation intime avec la variété d'astigmatisme dont les yeux sont le siège. En termes vulgaires, l'œil est aplati dans le même sens que le crâne; autrement dit, le méridien à courbure maxima de la cornée concorde avec le diamètre du crâne qui a subi une réduction d'étendue. » Reste à appliquer ces notions à l'étude des races : ce qui n'a pas été fait sur une assez grande échelle pour permettre d'établir des règles précises.

Dès 1865, M. Javal avait fait la remarque de l'astigmatisme particulier des Juifs. Chez la plupart des individus de cette race, l'astigmatisme est contraire à la règle : le méridien à courbure maxima est le méridien horizontal. Javal, frappé de ce fait, signala alors la possibilité qu'il y aurait de faire concorder cette anomalie avec la forme de l'écriture. « Il me semble, dit-il, qu'en général, chez les Juifs, cette anomalie est contraire à la règle. Est-ce pour ce motif que les caractères hébraïques présentent des pleins horizontaux ? » M. Wecker s'associe aux hypothèses de Javal et insiste sur l'intérêt qu'il y aurait, au point de vue anthropologique, à résoudre ce problème. Évidemment, dit-il, les hommes, en commençant à tracer des signes et surtout en réunissant ces signes sous forme d'inscriptions, n'ont pas agi au hasard. Ils étaient dominés par l'idée de la nécessité qu'il y aurait à ce que ces signes pussent être perçus avec facilité et à la plus grande distance possible.

Instinctivement, ils ont dû pour cela se conformer à la configuration de leurs yeux, et dès lors, suivant nous, à celle de leur crâne.........

Il y aurait un moyen bien simple de vérifier la valeur de ces idées, ce serait de prendre les inscriptions cunéiformes, les hiéroglyphes, les caractères hébraïques, etc., et de déterminer à quelle configuration des yeux, c'est-à-dire à quelle variété d'astigmatisme ces signes s'adaptent le mieux.

Cela étant posé, il n'y aurait qu'à vérifier si la valeur trouvée concorde, comme nous le pensons, avec une réduction du diamètre du crâne.

D'après nous, le sens de cette réduction doit être le même que celui du méridien à courbure maxima de la cornée..... De cette manière on pourra un jour arriver à reconnaître que nos moyens de communication, à l'aide de signes détermimés, sont intimement liés à la conformation de notre tête. Dès lors il n'y a plus, dans le choix de ces signes, rien d'arbitraire, rien qui soit l'effet du hasard ; mais tout dans ce choix est soumis à des règles nettement déterminées. Ces études permettront peut-être de déduire des caractères qui forment les inscriptions des temps les plus reculés des conclusions relatives à la configuration des yeux, et indirectement à la configuration du crâne de ceux dont elles proviennent. »

La pathologie de l'œil n'offre d'intérêt, au point de vue anthropologique, que par deux affections. Nous avons déjà mentionné la fréquence de certaines ophtalmies chez les Chinois, et nous avons dit que cette fréquence tenait surtout à la situation à fleur de tête des yeux et au frottement des cils sur la cornée, causé par le renversement en dedans de la paupière supérieure. Nous ne citons que pour mémoire, sans les reproduire, les statistiques publiées par Fieuzal, sur la cécité dans les diverses races. Nous pensons que, dans ce cas, l'influence de la race est absolument nulle. Si la cécité est plus fréquente chez les nègres, par exemple, c'est dans les conditions individuelles qu'il faut en chercher la cause ; car il est certain que ces races, jouissant de conditions hygiéniques moins favorables, dotées d'idées médicales et de moyens thérapeutiques inférieurs, devront apporter aux statistiques sur la cécité des chiffres plus considérables que les races blanches de l'Europe.

Jusqu'ici on connaît deux maladies dont la fréquence paraît avoir avec la race un rapport à peu près certain : le glaucôme et le trachôme.

La plupart des auteurs admettent que le glaucôme est héréditaire. Certains disent qu'il se rencontre de préférence chez les individus dont les yeux sont fortement pigmentés. « Une enquête bien curieuse à faire, selon Wecker, serait de déterminer le chiffre proportionnel du glaucôme suivant les races; de rechercher quelle est la rareté du glaucôme chez les Arabes, les Indiens, sa fréquence chez les nègres, à sclérotique pigmentée par plaques, et la répartition géographique de cette affection. »

Bénédict et Rosas ont insisté sur un fait intéressant : c'est le grand nombre de glaucomateux qu'on rencontre chez les Israélites. M. Rydel a essayé de préciser ce point si curieux, et a trouvé, d'après une statistique faite à la clinique de Vienne, que la proportion relative du glaucôme était pour les Chrétiens de 5,8 pour 100, et pour les Israélites de 13 pour 100.

M. Wecker parle de la disposition héréditaire pour cette maladie qu'il a pu constater chez un grand nombre de sujets, et particulièrement chez les Juifs. Il a vu deux fois l'iridectomie devenir nécessaire, à une époque très rapprochée, chez un frère et une sœur israélites.

« Nous ne pensons pas nous tromper, dit-il, en portant à 20 pour 100 le nombre des glaucomateux israélites qui viennent à notre consultation. Ce sont aussi les familles juives qui nous donnent, le plus souvent, la preuve de l'hérédité des affections glaucomateuses, que déjà les anciens auteurs connaissaient. »

Quant au trachôme, on a signalé depuis longtemps déjà l'innocuité relative que présentent les nègres, et particulièrement ceux de l'Amérique, pour cette affection. M. Swon-Burnet (de Washington) rapporte que, sur près de 6,000 nègres qui sont venus le consulter aux États-Unis pour des affections oculaires, il n'a rencontré qu'un seul cas de véritable trachôme.

La proportion doit être plus forte pour les nègres d'Afrique. Pendant notre séjour en Algérie, en effet, nous avons eu à soigner plusieurs cas de trachômes chez des nègres venus du Soudan.

En 1890, M. Chibret fit part au Congrès de Berlin d'un travail qu'il a fait sur la répartition géographique du trachôme. Il a constaté que cette maladie est relativement rare chez les individus de la race celte, dont les groupements sont disséminés en beaucoup de points de l'Europe. Il a fait appel, pour ces recherches, aux médecins de tous les pays: de France, de Belgique, de Bavière, de Wurtemberg, de l'Asie Mineure, de la Savoie, du Piémont, des Balkans, de toutes les régions montagneuses, en un mot, où se trouvent réunis les représentants de la race celte. Tous les renseignements qu'il a recueillis ont été concordants. Chez tous les habitants de race celte, le trachôme est fort rare, et quand il existe il s'éteint sur place. M. Chibret cite le cas de familles de paysans auvergnats, qui vivent dans une malpropreté native et couchent dans des étables au milieu d'une atmosphère ammoniacale bien faite pour favoriser l'éclosion du trachôme, et où cependant cette maladie est presque inconnue. En Belgique, le trachôme forme le 8 ou 10 pour 100 des maladies oculaires, dans les régions basses ; sur les plateaux des Ardennes, il est presque inconnu. Il en est de même dans la partie celtique de la Bavière, où le trachôme autochtone n'existe pour ainsi dire pas.

M. Chibret en conclut donc que le virus trachomateux trouve dans le Celte un mauvais terrain de culture, et qu'après s'être implanté sur un Celte, il devient impuissant à se propager ; la thèse de Chibret est confirmée par M. Knapp, qui montre que le trachôme se voit exceptionnellement à New-York.

Au même Congrès de Berlin, M. Van Millingen (de Constantinople) donnait une statistique de 1,092 trachomateux, dont 637 hommes et 455 femmes. De ces 1,092 malades, 139 étaient Turcs, 585 Grecs, 208 Arméniens, 42 Juifs, 5 nègres, 113 étrangers. Les 1,092 trachomateux se trouvaient parmi 6,917 malades des yeux, soit une proportion de 15,6 pour 100. Parmi 1,290 Turcs, il y avait 139, soit 9,3 pour 100 de trachomateux; parmi 2,408 Grecs 24,7 pour 100; parmi 1,088 Arméniens 19,1 pour 100; parmi 437 Juifs, 9,6 pour 100; parmi 24 nègres, 20 pour 100; parmi 1,670 étrangers, 6,7 pour 100.

# RÉSUMÉ ET CONCLUSION

Nous avons passé en revue les principales questions relatives à l'œil, qui ont attiré l'attention des anthropologistes.

Nous avons vu qu'au point de vue de la distinction des races, de la détermination des types individuels, l'orbite offrait bien des points intéressants à considérer. La hauteur différente que les orbites occupent dans la face, l'ouverture plus ou moins grande de l'angle naso-malaire, la direction du grand axe de l'ouverture orbitaire, la largeur interorbitaire, la mesure de l'angle orbito-occipital, apportent à l'anthropologiste de précieux renseignements dans ses recherches. L'étude plus détaillée de l'orbite, considérée au point de vue de sa forme intérieure et extérieure, est aussi des plus utiles. Il ressort de cette étude une différence essentielle entre la race jaune et la race blanche ; nous avons vu, en effet, que les orbites de ces deux races présentent de notables divergences, entre lesquelles viennent se classer toutes celles des autres races dont nous avons parlé. La race jaune et la race blanche constituent par leurs orbites deux types bien tranchés, autour desquels viennent se ranger d'autres types fournis par les diverses races et espèces humaines connues.

Ce fait nous paraît encore plus évident, si nous entreprenons l'examen des paupières et de la fente palpébrale. Ici surtout, nous trouvons deux types bien isolés et bien nets : le type européen ou blanc ; le type jaune ou mongol : l'œil européen, bien droit, bien ouvert, aux paupières lisses et bien appliquées, aux cils relevés et normalement développés ; l'œil mongol, au contraire, petit, mal ouvert, souvent oblique, aux paupières boursouflées et bridées, la supérieure renversée en dedans, aux cils comme atrophiés. Il est vrai, nous l'avons vu, que certaines des particularités de l'œil mongol se rencontrent dans l'œil européen ; mais ce sont des exceptions, et il ne faudrait voir là qu'une preuve de plus en faveur de la commune origine de toutes les races humaines, lesquelles se sont ensuite séparées, diversifiées, perdant peu à peu leurs caractères communs. Nous avons bien signalé encore d'autres types d'yeux, tels que ceux des Lapons, des Américains, des Australiens, mais leur importance n'égale pas celle des précédents, et leurs caractères ne sont pas si tranchés.

Si, abandonnant l'étude des parties qui entourent le globe oculaire, nous abordons celle de ce globe lui-même, nous voyons que la grande classification entre les deux types : blanc et jaune, n'est plus justifiée. C'est surtout la pigmentation qui prend la prépondérance maintenant, et ce sont les deux extrêmes : blancs et nègres, que nous avons à considérer. Entre eux se classeront tous les intermédiaires : jaunes, rouges, bruns et blonds.

Le globe oculaire est une des parties du corps qui porte la marque la plus nette de la pigmentation générale ; la sclérotique est plus ou moins colorée ; l'iris surtout présente avec la coloration de la peau, des cheveux, etc., des rapports forts étroits. Les anthropologistes ont compris l'importance de ce caractère, et nous avons vu combien, dans tous les pays, on a cherché à relever exactement la carte de la distribution des couleurs.

En Europe particulièrement, les résultats ont été concluants, et nous avons vu qu'en France, les travaux de M. Topinard n'ont pas été inutiles.

Nous avons essayé d'opposer, au maximum de pigmentation qui caractérise le nègre, le minimum de pigmentation qui caractérise l'albinos ; mais nous avons fait remarquer que l'albinisme peut être considéré comme une maladie, et non comme le premier degré d'une échelle colorée, dont les nègres occuperaient le sommet.

Orbite, paupières, globe oculaire, telles sont les trois parties de l'œil que l'anthropologie a étudiés avec le plus de détails. Les observateurs ont donné toute leur attention à ce qu'ils percevaient facilement ; mais ils ont un peu négligé les points qui nécessitaient des recherches plus approfondies, plus minutieuses et plus délicates. C'est ainsi que la réfraction et la pathologie fournissent peu de documents. Quelques auteurs, il est vrai, ont été frappés de l'influence que la conformation du crâne pouvait avoir sur la réfraction oculaire. Nous pensons que leurs travaux, encore peu précis et bien incomplets, combattus d'ailleurs par d'autres auteurs, ne manqueront pas d'exciter l'émulation de nouveaux observateurs.

L'étude anthropologique de la myopie et de l'astigmatisme a été faite en partie, et, tout récemment, M. Nimier a lu à la Société d'ophtalmologie de Paris un travail sur la répartition de la myopie en France, qu'on peut considérer comme très complet, et qui donne sur l'influence de la race, dans la production de cette anomalie, d'intéressants détails ; mais l'hypermétropie n'a pas encore trouvé son historien, que nous sachions, et il serait à souhaiter que des travaux similaires à ceux de Nimier parussent également sur ce vice de réfraction. Quel intérêt ne présenterait pas la comparaison de la distribution de ces anomalies sur la terre, et ne peut-on pas prévoir les données précieuses que l'anthropologie en tirerait ? Est-il nécessaire de rappeler l'influence évidente de la race en France sur la production de la myopie, et les hypothèses de

MM. Javal et Wecker, d'après lesquelles l'étude de l'astigmatisme permettrait de connaître la forme du crâne des habitants d'un pays par la considération de son écriture ?

La pathologie est aussi pauvre en documents anthropologiques que la réfraction. Il est vrai que, dans ce cas, la question de race est bien accessoire, et l'influence individuelle
prend une part tout à fait prépondérante. Pourtant, il semble
que le trachôme et le glaucome se produiraient de préférence
chez les individus de certaines races, et fuiraient au contraire
ceux de certaines autres. C'est ce qu'essaient de montrer les
travaux de MM. Wecker et Chibret, dont nous exposons les
conclusions dans notre dernier chapitre.

Terminons, en souhaitant, comme nous l'avons fait au début, que les points encore obscurs de l'anthropologie de l'œil
s'éclaircissent bientôt. Puisse le travail que nous avons fait
attirer l'attention des chercheurs sur ce sujet!

Nous espérons aussi que l'anthropologie des diverses parties du corps sera faite à part, de la même manière que nous
avons fait celle de l'œil, de façon à permettre au médecin de
se rendre compte de la variabilité de structure des parties du
corps humain dans les diverses régions du globe, de connaître les maladies qu'il doit s'attendre à y trouver, et de songer
à le combattre ou même à les prévenir plus efficacement.

# INDEX BIBLIOGRAPHIQUE

———

BOUDIN. — Résultats ethnologiques du recrutement dans l'armée française. Bulletin d'anthropologie, 1861, p. 657.

BROCA. — Échelle chromatique des yeux. Bulletin d'anthropologie, 1863, p. 593.

— Tableau chromatique des yeux. Bulletin d'anthropologie, 1864, p. 767.

— Recherches sur l'indice orbitaire. Revue d'anthrop., 1876, p. 577.

— Sur l'angle orbito-occipital. Revue d'anthrop., 1877, p. 385.

CANDOLLE (A. de). — Hérédité de la couleur des yeux dans l'espèce humaine. Archives des sciences physiques et naturelles. Genève, 1884.

— Les types brun et blond au point de vue de la santé. Revue d'anthrop., 1887, p. 265.

CHIBRET. — Répartition géographique du trachôme. Congrès d'ophtalmologie de Berlin, 1890.

COLLIGNON. — Répartition de la couleur des yeux et des cheveux chez les Tunisiens. Revue d'anthrop., 1888, p. 1.

— Anthropologie au conseil de révision. Bulletin d'anthrop., 1890, p. 781.

DENIKER. — Étude sur les Kalmouks. Revue d'anthrop., 1883, p. 695.

FURNARI. — Voyage médical dans l'Afrique septentrionale, ou « De l'ophtalmologie considérée dans ses rapports avec les différentes races, 1841 ».

FUZIER. — Crânes de Chinois. Bulletin d'anthrop., 1861, p. 587.

GIUSEPPE AMADEI. — Sur la craniologie des anomalies de réfraction de l'œil. Est. dagl. annali di ottalmologia, 1892.

HERVÉ. — Coloration différente des deux yeux. Bulletin d'anthrop., 1890, p. 531.

Hovelacque et Hervé. — Précis d'anthropologie, 1887.

Javal. — Sur l'astigmatisme visuel. Bulletin d'anthrop., 1877, p. 149.

Manz. — Notice sur les yeux des albinos. In Græfs Archiv. f. Ophtalm., tome XXIV.

Metchnikoff. — Beschaffenheit der augenlieder bei den Mongolen. Zeit. f. Ethn., 1874.

Nimier. — Remarques sur la répartition géographique de la myopie en France. Bulletin de la Société d'ophtalm. de Paris, 1892.

Ogier. — De l'iris au point de vue médico-légal. Thèse Lyon, 1884.

Parent. — Influence de l'hérédité sur la myopie scolaire. Bulletin de de la Société d'ophtalm. de Paris, 1891.

Ranke. — Les crânes de la population des campagnes de l'ancienne Bavière. Revue d'anthrop., 1884, p. 741.

Regalia. — Différences de niveau des orbites. Arch. per l'anthrop., 1875, fasc. 1.

Remy. — Des Japonais. Bulletin d'anthrop., 1883, p. 908.

Stilling. — Ueber Schœdelbau und Refraction. Congrès international d'ophtalm. Heidelberg, 1888.

Soren-Hansen et Topinard. — La couleur des yeux et des cheveux en Danemark. Revue d'anthrop., 1888, p. 38.

Topinard. — Races indigènes de l'Australie. Bulletin d'anthrop., 1872, p. 255.

— Éléments d'anthropologie générale, 1885.

— Carte de la répartition de la couleur des yeux et des cheveux en France. Revue d'anthrop., 1886, p. 577.

— Carte de la couleur des yeux et des cheveux en France. Revue d'anthrop., 1889, p. 513.

— Documents sur la couleur des yeux et des cheveux en Norwège. Revue d'anthrop., 1889, p. 292.

Truc. — Œil médico-légal. Montpellier médical, 1892.

Vanderkindere. — Enquête anthropologique sur la couleur des yeux et des cheveux en Belgique. Revue d'anthrop., 1882, p. 532.

Virchow. — De la disposition des types blond et brun dans l'Europe centrale. Comptes rendus de l'Académie des sciences de Berlin, 1885, p. 39.

— Rapport d'ensemble sur le recensement de la couleur de la peau, des cheveux et des yeux des écoliers en Allemagne. Revue d'anthrop., 1886, p. 698.

VIVIEN DE ST-MARTIN. — Extrait du Nouveau Dictionnaire de géographie universelle. Revue d'anthrop., 1881, p. 742.

WECKER. — Sur l'astigmatisme dans ses rapports avec la conformation du crâne. Bulletin d'anthrop., 1869, p. 545.

WECKER et MASSELON. — Manuel d'ophtalmologie, 1889.

WELCKER. — Porosités orbitaires. Archiv. f. Anthrop., juillet 1887.

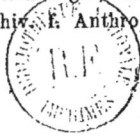

# TABLE DES MATIERES

76

www.ingramcontent.com/pod-product-compliance
Lightning Source LLC
Chambersburg PA
CBHW050603210326
41521CB00008B/1094